はじめに

　高価な咬合器を使って数々の測定を行い，天然歯よりも整った人工歯を排列した全部床義歯であっても，痛くて噛めなければ，患者さんにとってなんの値打ちもありません．装着して痛みがなく，なんでも噛めることが，全部床義歯の最大の要件です．この要件がみたされたあとに審美的な要素がついてくるのです．

●全部床義歯を安定させ，痛みのない義歯をどのようにつくるか

　本書は，義歯を安定させるにはどうしたらよいかに的を絞って解説し，それ以外のさまざまな技術や術式はほかの専門書に譲ることにします．

　さらに本書は，現行の医療保険制度の縛りのなかで，経済的かつ時間的に，いかに採算のとれる義歯をつくるか，ということにも的を絞りました．誤解しないでいただきたいのは，本書で作製する全部床義歯は，決して安かろう悪かろうというものではないのです．著者の提唱する咬合理論に則ってつくられた義歯を装着した患者さんは，真に噛めることを実感されることでしょう．

●本書の特徴

特徴-1　顎位診断器の原理と仕様ならびに臨床的根拠

　今日の臨床では，患者さんに装着された全部床義歯が，正しい咬合高径であるか否かを検証することはできません．咬合高径の違いから義歯の痛みが解消できないことがあります．そこで著者は，既存の義歯について咬合高径や咬合平面と下顎堤の関係を，簡単にチェアーサイドで診断できる，顎位診断器と名づけた装置を開発しました．その原理と仕様ならびに臨床的根拠を解説します．

特徴-2　咬合採得印象法の手法と臨床的意義

　従来の咬合採得法は，煩雑なワックス操作を行わなければならず，そのため誤差が入ることが多いのです．さらに厄介なことに，咬合採得の成否が義歯成功の鍵を担っています．したがって，咬合採得での失敗は最終的に義歯の失敗につながるのです．

　そこで著者は，従来の咬合採得法に代わって，きわめて簡便で失敗のない方法を考案し，それを咬合採得印象法と名づけました．その手法と臨床的意義を詳しく解説します．

特徴-3　咬合調整法

　全部床義歯の咬合様式は，リンガライズドオクルージョンとグループファンクションによって構築しています．著者の提唱する咬合様式を用いるこ

とによって，本当に痛みがなく噛める義歯をつくることができるのです．その咬合調整法について詳しく解説します．

●本書の構成

1章，2章では，全部床義歯の安定をはかるための基本事項や，全部床義歯の装着後に発生する不快症状，たとえば痛みや入れ歯が浮き上がる，などの症状を個別に取り上げ，その原因と対策について解説します．

3章では，著者が行っている全部床義歯作製法について，初回から完成までを4回の工程で組み，それぞれの来院日に行う治療内容を，フローチャート形式にして解説します．

4章では，全部床義歯の安定をはかるため，その根底にある咬合理論，さまざまな手技や技術の臨床的意味について解説します．

●お願い

本書に記載の用語，すなわち中心位や中心咬合位，咬合面の形態，咬合接触や接触圧，咀嚼運動理論などは，著者の提唱する"ベクトル咬合理論"にもとづき新しく定義しています．同じ用語でも従来の定義とはまったく異なるものもあります．

著者の提唱するリンガライズドオクルージョンとグループファンクションの咬合様式の下顎臼歯咬合面は，単純で平坦な形態をしています．

本書で述べる技術や治療法は，このような咬合様式を成り立たせた咬合面において適用可能となります．したがって本書の手法や技術のなかには，従来の理論や咬合面形態でもうまくいくものもありますが，大部分はまったく成り立ちません．その点をご了承ください．

ではどのような咬合様式，咬合面形態，咬合接触，そして咀嚼運動の理論であれば，本書に記載の技術が適用できるかは4章で説明しますが，より詳しくは既刊『咀嚼・咬合論』(2009) に体系立てて解説しています．

最後に，本書の執筆にあたり，那須塩原市で開業されている松井哲二先生には大変お世話になりました．

また学建書院に出版の機会を与えていただきましたこと，この場をお借りして厚く御礼申し上げます．

2011年11月

丹羽　克味

もくじ

プロローグ 1

1 全部床義歯を安定させるには
―義歯が安定する真の理由と調整の狙い―

A 咀嚼反射が成立するように調整する 4
1 痛みがなく義歯で食事ができる真の理由 5
2 咀嚼反射の成立 5

B 下顎義歯に吸着作用が起こるように調整する ... 6
1 どんなに細い下顎義歯にも吸着作用は起こる 6
2 義歯に吸着作用を起こさせる3つの条件 7

2 全部床義歯の不快症状
―原因の診査と対策―

A 痛くて噛めない 10
1 痛みの部位を診査する 10
2 咬合を診査する 12
3 義歯の動きを診査する 14
4 義歯のたわみを診査する 15
5 歯槽堤と人工歯の排列位置を診査する 16
6 中心咬合位の垂直的顎位を診査する 18
7 中心咬合位の水平的顎位を診査する 23
8 咬合平面のレベルを診査する 24

B 下顎義歯が浮き上がる 27
1 義歯全体が浮き上がる 27
2 右側か左側が最初に浮き上がる 27
3 後方から前方に動くように浮き上がる 27
4 舌をあげると浮き上がる 28
5 義歯の浮き上がりを修復したあとに行うこと ... 29

C 上顎義歯が落ちる 30

	1	義歯の動揺度を診査する	30
	2	顎堤を診査する	31
	3	義歯の床縁を診査する	32
	4	義歯の落下を修復したあとに行うこと	33

D 食事がしにくい … 34
1	上顎義歯の口蓋後縁を診査する	34
2	咬合高径を診査する	34
3	咬合を診査する	35

E 会話がうまくできない … 36
1	上顎義歯の落下を診査する	36
2	前歯排列を診査する	36
3	口蓋部や下顎舌側のレジン床を診査する	37
4	上顎義歯の口蓋部後縁を診査する	37
5	咬合高径の高さを診査する	37

F 頬や唇を噛む … 39
1	咬合を診査する	39
2	左右の咬合高径を診査する	39
3	咬合高径の低下を診査する	39
4	臼歯の咬合関係を診査する	40

G 潜在する審美的不満 … 41

3　4回の来院で義歯を完成させる

1日目　印象採得と咬合採得印象 … 45
1	印象採得	45
2	骨隆起部の確認	46
3	咬合採得印象	47
4	技工作業：模型の咬合器付着と咬合高径の決定	49
5	技工作業：咬合床の作製	51

2日目　咬合採得
　　　　―中心位と中心咬合位の確認― … 53
6	咬合採得	53
7	技工作業：人工歯の排列	55

3日目　ワックス義歯の試適と前歯排列の修正 … 57
8	ワックス義歯の試適	57
9	技工作業：レジン重合による義歯の完成	61

4日目　新義歯の装着と咬合調整 ……… 62
 10　新義歯の試適と床縁修理 ……… 62
 11　咬合調整 ……… 63
 12　新義歯のリベース ……… 72

装着後　アフターケアとメインテナンス ……… 76
 13　新義歯使用後の不満 ……… 76
 14　新義歯の装着と管理 ……… 76

4　全部床義歯安定の咬合理論

A　片側性均衡咬合の成立と咬耗の役割 ……… 84
B　中心位と中心咬合位の臨床的意義 ……… 86
 1　中心位の定義 ……… 86
 2　中心位の新しい定義 ……… 86
 3　中心位の臨床的意義 ……… 89
 4　中心位という顎位 ……… 94
C　顎位診断器の原理と診断的意義 ……… 95
 1　従来の咬合採得法 ……… 95
 2　顎位診断器の操作 ……… 95
 3　顎堤と咬合平面の診査と臨床的根拠 ……… 97
 4　通常の義歯作製過程で行う顎位診断 ……… 99
D　咬合採得印象法の技術と臨床的根拠 ……… 100
 1　咬合採得印象法の臨床的意義 ……… 100
 2　咬合採得印象法の臨床的根拠 ……… 101
 3　咬合採得印象の手技 ……… 102
 4　咬合採得　―正しい中心咬合位の確認― ……… 104
 5　咬合採得印象の失敗への対処 ……… 105

エピローグ ……… 107

プロローグ

「正しい咬合とは，どんな咬合ですか」と問われて，明確に回答できる人はいるでしょうか．真柳昭紘先生は，『臨床咬合学事典』(1997)のなかで"正常咬合"について，「正常咬合の定義が解剖学的，形態学的な基準だけで決定されていることである．形態学的に正常な咬合が機能的に正常であるかという問題もあり，形態と機能の関係をさらに追及し，個々の形態のもつ意味を機能という観点から立証する必要があろう」と述べています．このことは現在の歯科学において，その根幹にあるべきはずの咬合の正常像が，いまだに確立されていないことを暴露しているのではないでしょうか．そして正常咬合の定義が確立しないままに，日常の診療が行われているのです．

著者の提唱する"ベクトル咬合理論"は，すべての症例，たとえば小さなインレーから全部床義歯，インプラントにも応用できるものです．さらにこの理論にもとづく咬合様式は，咬合性外傷を防止し，ひいては歯周疾患の予防にもつながります．

この理論で提唱する咬合様式は，リンガライズドオクルージョンとグループファンクションです．リンガライズドオクルージョンとは，上顎臼歯舌側咬頭を機能咬頭として，下顎臼歯咬合面に咬合させる咬合様式です．これは Dr Pound によって，全部床義歯の咬合様式として提唱されたものです．彼は上顎臼歯に 33 度，下顎臼歯に 20 度の人工歯を用いています．

著者のリンガライズドオクルージョンの特徴は，上下顎とも 30〜33 度の人工歯を用いること，そして義歯装着日に咬合調整をとおして，下顎臼歯の咬合面を削合して 0 度に，つまり平坦にすることです．著者は，この咬合理論を全部床義歯から天然歯に拡張して，40 年以上にわたって臨床のすべての症例，すなわち顎関節症やブラキシズムの治療にも，応用してきました．

全部床義歯は，顎堤によってはかなり難症例になることがあります．しかし私は，どのような顎堤の患者さんであっても，本書で記載した方法で義歯を作製しています．顎堤によって咬合様式を変えることはありません．

個々の作製過程のポイントを抑え，"ベクトル咬合理論"に従った咬合を構築すれば，安定して咀嚼できる全部床義歯を作製することができます．

本書では，その作製過程の勘所について解説します．

1 全部床義歯を安定させるには
― 義歯が安定する真の理由と調整の狙い ―

　患者さんに，技工所から届いた新しい全部床義歯を無調整で装着し，痛みがなく何でも噛めることはまずありません．必ず何らかの調整をしないと安定して噛める義歯にはなりません．
　新しい義歯の装着に際し，少なからず発生するのが痛みです．そこで義歯調整を行いますが，その究極の目的，別の言葉でいえば義歯調整では，何を目標に調整するのかが重要になります．
　たとえば粘膜に義歯が当たり傷ができて痛いとします．そこで行う調整は，傷ができないように義歯床を削ることではないのです．義歯床によって傷ができたのは，単に義歯床が粘膜を傷つけているということではないのです．その症状の発生には，顎堤の状態，人工歯の頰舌的・近遠心的排列位置，咬合高径，咬合圧などが原因して，またこれらが複合している場合が多いのです．そして厄介なことに，それぞれの原因によって調整法が異なります．傷ができている部分の義歯床を削るという行為は，それらの診査の結果，単に削るだけでよいという判定後に行う調整法です．さまざまな義歯調整法は，独立したものではなく連携し合っています．それらを理解し有機的に結びついた調整をしないかぎり，さまざまな方法をやみくもに行っても真の調整にはなりません．
　そこで義歯が安定して痛みがない真の状態とは，どのような状態かを理解し，そこに義歯安定のための調整の狙いをおくことによって，的確に調整することができるのです．

　義歯が安定して噛める根底には2つの要因があります．

要因-1 咀嚼反射が成立するように調整する
要因-2 下顎義歯に吸着作用が起こるように調整する

　本章では，この2つの要因について解説します．そして義歯調整の基盤をここにおいて，個々の調整法を有機的に連携させながら，義歯の安定をはかっていただきたいと思います．

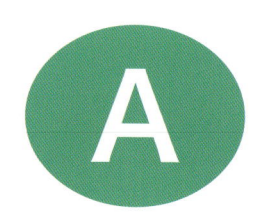

A 咀嚼反射が成立するように調整する

　義歯床の大きさを比較すると，下顎義歯は上顎義歯に比較して圧倒的に面積が小さいのです．さらに悪いことに下顎義歯は馬蹄形をしています．この馬蹄形は，咬合圧を負担するにはきわめて不利になります．

　上下顎の義歯を噛んで力を加えると，義歯が受ける咬合圧は作用反作用の法則から，上顎義歯も下顎義歯も同じ圧になります．しかしこれを単位面積あたりの粘膜負担圧で比較すると，下顎粘膜は圧倒的に大きな力を負担しなければなりません．

　義歯の粘膜にかかる咬合圧は，上顎より下顎のほうがはるかに大きいのに，どうして痛みがなく何でも噛むことができるのでしょうか．その理由として，成書などには義歯床下粘膜面の被圧縮度の均一性にある，などと記載されています．

　しかし全部床義歯の最大咬合力は，その患者さんが天然歯のときに加えることのできた咬合力の20～30％しかないといわれています．したがって全部床義歯の患者さんが，天然歯時代の咬合力で噛んだら，間違いなく下顎義歯には痛みが発生します．それでどうして咀嚼ができるのでしょうか．

　その理由は，「義歯のどの部分で食品を噛んでも，同じ咬合力で同じ痛みが発生する」のです．わかりやすく，具体的に食品を噛み砕くときの下顎義歯にかかる咬合圧で説明します．

　患者さんが右側で咀嚼するとします．ミルクに浸したパンのような，やわらかいものから，魚の小骨のようなかたいものまで噛み砕かなければなりません．当然，小骨を噛み砕くには大きな咬合力が必要です．そこで小骨を噛み砕くことを例にあげて説明します．

　小骨を噛み砕く咬合位置は，第二小臼歯や第一大臼歯，あるいは第二大臼歯上のいずれかになります．それぞれの位置から咬合力が小骨を介して義歯に加わります．図1・1に示すように咬合力が第二小臼歯から加わったときには，義歯のほぼ中央から加わることになります．したがって咬合圧は義歯の片顎粘膜面全体で負担することになります．次に図1・2に示すように第二大臼歯で小骨を噛み砕くとします．当然，咬合圧は義歯の後方部の粘膜に大きくかかります．

　そこで咀嚼できるということは，第二小臼歯から咬合力が加わったとき粘膜から発生する痛みと，第二大臼歯から同じ咬合力が加わったときに発

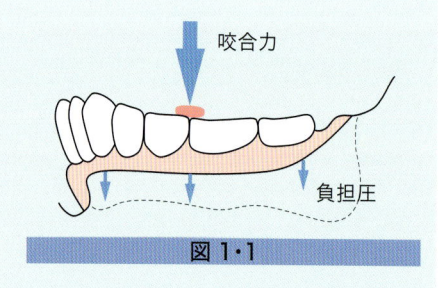

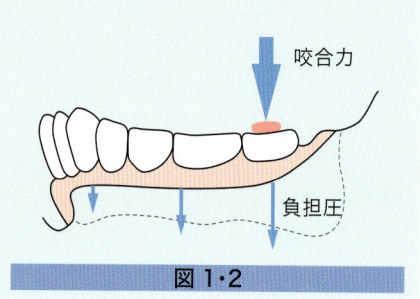

生する痛みが同じであることが大事です．そうすると右側のどの部位で噛んでも，一定の咬合力で同じ痛みが発生することになります．咬合圧と痛みの関係がこのような状態になったときに，咀嚼ができるのです．

1 痛みがなく義歯で食事ができる真の理由

　すなわち右側のどこで噛んでも，咬合力がある一定以上になると同じ痛みが発生します．すると咀嚼時には，その咬合力以内で咀嚼運動をするようになります．このことは時をおかずして無意識下で行うことができるようになります．これが咀嚼反射が成立したということです．

　たとえば小臼歯では，かなりの力で噛んでも痛くないのに，大臼歯では，ちょっと噛んだだけで痛く感じるとします．患者さんは無意識に咀嚼をします．食品を大臼歯に置いているにもかかわらず，小臼歯に加えることのできる力で噛んでしまうと，痛みが発生します．すると患者さんは，どの程度の力で噛んだらよいかわからなくなり，痛くて噛めないと訴えることになるのです．

　なぜなら患者さんは，左右側のどちらで噛むかは意識下で決定できます．しかし食品をどの咬合面に置くかまではコントロールできないのです．したがって右側で噛むとき，食品がどこの咬合面上にあろうと，ある一定の咬合力以下ならば痛みが発生しないというのが，咀嚼ができるかどうかの分かれ目なのです．決して咬合力の大きさではありません．

　さらに反対の左側で小骨を噛み砕くことを考えてみましょう．この左側のどの位置でも，右側と同じ咬合力で同じ痛みが発生するのであれば，左右いずれでも同じ咬合力で咀嚼することができます．これが真に噛める義歯です．

2 咀嚼反射の成立

　義歯のどこで噛んでも，咬合力と，発生する痛みの均一性がとれているときに咀嚼反射は成立します．

　細い馬蹄形の義歯で，何でもおいしく食事ができる，という患者さんがいます．この患者さんが食品に加えることのできる咬合力は，それこそ非常に小さいものです．しかし咀嚼ができるということは，どこで噛んでも，一定の咬合力で発生する痛みが同じになるように義歯が調整されているのです．下顎義歯の安定は，決して義歯床の大きさではないのです．

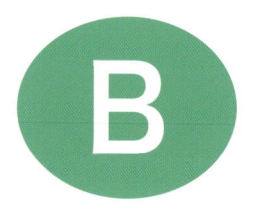

B 下顎義歯に吸着作用が起こるように調整する

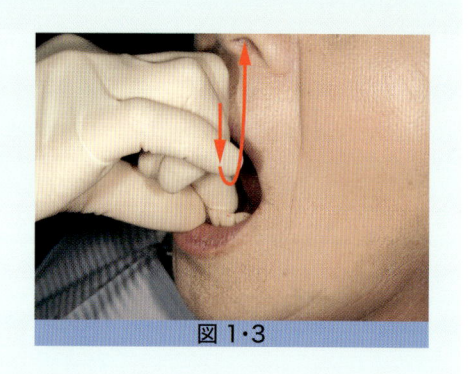

「大きく口を開けても，義歯が落ちたり，浮き上がったりしないで安定している」とは，どんなことでしょうか．成書では，「全部床義歯の維持は義歯床と顎堤粘膜との吸着作用による」といわれています．

たしかに上顎義歯は吸盤のような円形をしています．そして上顎義歯のほとんどが吸着することを着脱時に感じることができます．では下顎義歯はどうでしょうか．馬蹄形の細い義歯で吸着作用がはたらくのでしょうか．

結論からいいましょう．

1 どんなに細い下顎義歯にも吸着作用は起こる

うそのように感じられるかもしれません．しかし現実に下顎義歯に吸着作用がみられるのです．どのようなことかというと，吸盤が大きいと取れにくい状態になります．これが上顎義歯にみられる吸着作用です．下顎義歯の吸着作用をみるには，図 1・3 に示すように，下顎義歯をぎゅっと粘膜に均一に圧迫したあと，瞬間的に引き上げてみてください．このとき引き上げる速さが瞬間的であればあるほど，吸着感を指に感じることができます．

図 1・3

咀嚼運動時の下顎は，どのような動きをしているのでしょうか．かたいものを破砕するときはゆっくりと噛み込みます．そして食品が破砕されて上下顎の歯が触れると同時に開口し，開口と同時に舌と頬の筋肉の作用で食品を咬合面上に運び，次の破砕運動に入ります．

咀嚼時の上下運動は 1 分間に 60〜100 回以上も行っています．咀嚼運動では，破砕するための閉口運動より開口運動のほうが，はるかに早く動いています．そこに下顎義歯の吸着作用がはたらいているのです．咀嚼のたびに均一な咬合圧が義歯全体に加わると，義歯床の各部は均一に粘膜に圧接されるようになります．そして瞬間的な開口運動に入ると，下顎義歯床は粘膜に吸着します．このことが真の義歯安定につながり，ひいては噛める義歯になるのです．

2 義歯に吸着作用を起こさせる3つの条件

条件-1 咀嚼時に義歯床の各部が同じ咬合圧で、粘膜を均一に圧迫していること．

条件-2 義歯床の全面が粘膜面と密着していること．

条件-3 義歯床と粘膜面の間に、唾液のような粘液成分（水分）が存在すること．

とくに下顎義歯に吸着作用を発揮させるには、この3つの条件を十分みたす必要があります．細い下顎義歯でなんでも噛めるという患者さんの義歯は、この条件が十分にみたされているのです．

私たちは、咬合調整をはじめ、さまざまな調整を行いますが、義歯を安定させる真の狙いは、この咀嚼反射の成立と吸着作用を発揮させることです．では義歯装着時に発生する不快症状には、どのようなものが存在し、それを解消して義歯を安定させるには、どのような方法があるのでしょうか．2章では、それらについて解説します．

2 全部床義歯の不快症状

― 原因の診査と対策 ―

●まず旧義歯を修理する

　患者さんが,「全部床義歯を新調したい」と希望されたとします．理由を尋ねると，ほとんどの患者さんが,「これまでの義歯では痛くて噛めないから」といわれるでしょう．そこで新しい義歯の作製に入りますが，まずその前に，旧義歯を診査します．

　ここで大事なことは，痛みの原因となる旧義歯の欠点を，いくつ見抜けるかということです．もし旧義歯の欠点がまったく見抜けなかったら，当然改善点も見出せないでしょう．1つの欠点がわかったとしても，それが真に痛みの原因であるという保証はありません．おそらくこのような場合には，新義歯をつくっても旧義歯と変わらないものになるのではないでしょうか．

　そこでお勧めしたいことは，いきなり新義歯の作製に入らないで，まず旧義歯の修理をすることです．このような患者さんは，いくつも義歯を持っているはずです．それらを持ってきてもらい，そのうち最もできの悪いものをもらいます．その義歯について，即時重合レジンを用いて欠点を改善し，噛めるようにします．

　そのことによって義歯を安定させ，噛める義歯の要点をつかむことができます．回りくどいように思われるかもしれません．しかし古い義歯で噛めるようになると，患者さんからは絶大な信頼が得られます．決して無駄なことではありません．

　義歯調整に関しては，古い義歯も新しい義歯も調整の方法はまったく同じです．そこで本章では，患者さんが新旧いずれかの全部床義歯を装着したあとに発生するさまざまな不快症状を取り上げ，その原因と対策について解説します．

A 痛くて噛めない

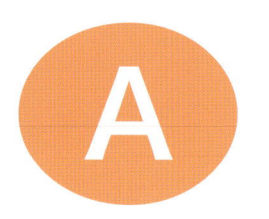

1 痛みの部位を診査する

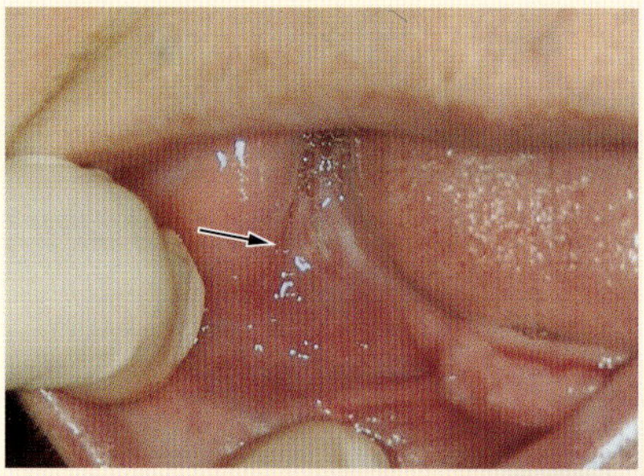

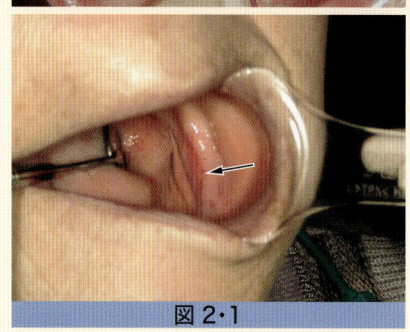

「義歯を装着すると痛い」という訴えに対しては，まず顎堤を視診します．図2・1に示すように粘膜に傷がつき，周辺が白く変色している場合には，かなりの痛みであることが想像されます．また圧迫されて赤くなっている場合，下図のように粘膜にはわずかに赤みがみられる程度で，ほとんど変化はみられないものの，患者さんからは「当たる」と訴えられることがあります．

このようなときに行う診査は疼痛部の触診です．

触診の要点は，粘膜下の骨鋭縁の触知です．図2・2に示すように外見的に骨の鋭縁がわかる場合は，そこに痛みが発生することは想像できます．しかし海面下の海底火山のように，粘膜下で鋭縁になっている場合があるので，これを触診で調べておく必要があります．

では鋭縁があるかないかの診査から，どのように調整するのでしょうか．

対 策

触診によって骨の鋭縁が触知され，その部に傷ができている場合には，当たる部分を削ることで解決します．しかし鋭縁が触知されずに比較的広い面積で粘膜に傷ができていたり，痛みがあるときは，左右側の咬合圧の違いが原因のことが多いのです．この場合には左右側の咬合圧の調整が必要になります．というより傷ができて痛みが発生している場合には，義歯床の粘膜面の削除だけでなく，同時に，咬合圧が左右で均一であるか否かの診査を行う必要があります．

左右側で咬合圧が異なっている，すなわち左右で咬合高径が微妙に異なる場合の咬合調整の方法について説明します．

これから説明する咬合診査と調整の方法は，ベクトル咬合理論で提唱する咬合様式の咬合面においてのみ成り立つものです．これまでのABCコンタクトなどの咬合では成立しないことをご了解ください．

その咬合様式とは，上顎臼歯舌側咬頭を機能咬頭とし，この咬頭を下顎臼歯咬合面に1点で咬合させるものです．このときの上下顎臼歯の咬合接触を断面像としてみたものを図2・3に示します．すなわち下顎臼歯は平坦な咬合面を呈し，この中央に上顎臼歯の咬頭が1点で接触するものです．

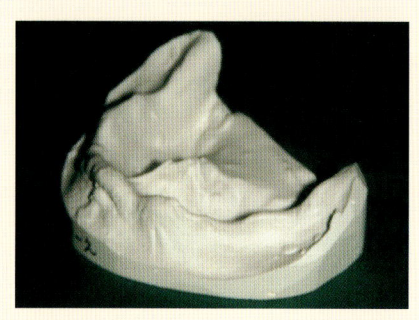

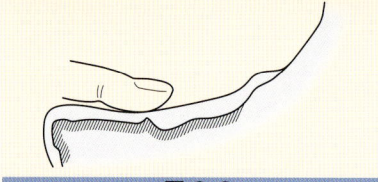

図2・1

図2・2

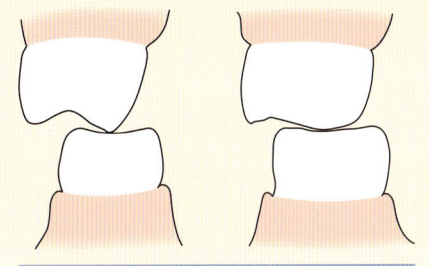

図2・3

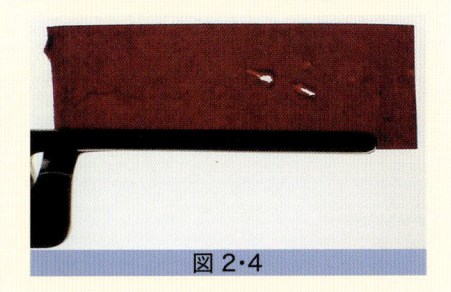

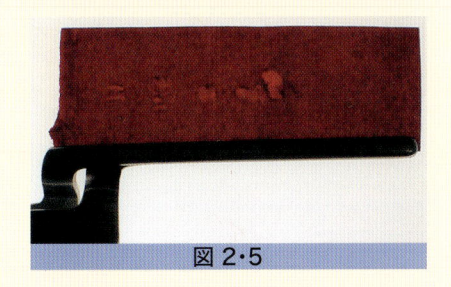

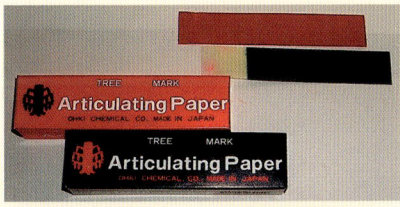

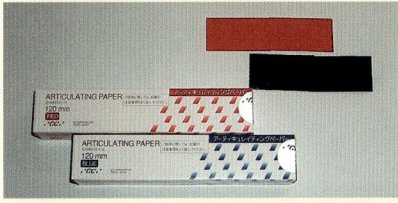

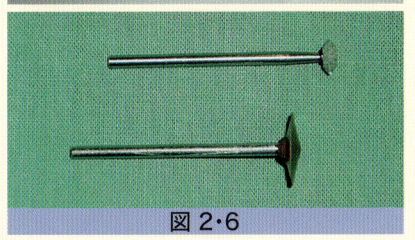

図2・4

図2・5

図2・6

これはリンガライズドオクルージョンの咬合様式です．

このような咬合様式を構築する場合には，これから以後に説明するすべての咬合調整の方法が適用できます．

●左右の咬合高径に微妙な違いがあるか否かを診査する

診査-1 まず最も厚い150ミクロン厚の咬合紙をホルダーにつけて，片側臼歯全体に当たるようにして強くタッピングさせます．そして発生する咬合音を聞き分けます．たとえば右側に咬合紙を置いてタッピングさせたとき，ゴンゴンという咬合音がし，反対の左側に咬合紙を置くと，カシャカシャという咬合音がしたとします．このときは右側が左側よりも咬合が高い状態になっているのです．さらに患者さんに，「どちらが高く感じますか」と尋ねてください．患者さんは，ゴンゴンという音のする側が高いと判断できるはずです．

咬合紙を介した咬合音を聞き分け，左右の咬合の違いを判断することは容易にできるようになります．そこで咬合調整に入ります．まずゴンゴンという音のする咬合圧の高い側に150ミクロンの咬合紙を当てて，タッピングと滑走運動を行わせます．咬合紙には，図2・4に示すように穴が開きます．この咬合状態は，咬合圧が強いことを意味しています．そこで咬合紙で印記された部位の下顎咬合面か，上顎舌側咬頭頂を削合します．このような調整を繰り返すと，図2・5に示すような圧痕状態を呈するようになります．次に反対側も同じように調整します．左右側のすべての咬合接触点で，圧痕の程度が同じになるように調整します．この状態になると，患者さんでは左右の高さの判断はできなくなります．

診査-2 150ミクロンの咬合紙で，タッピング音でも患者さんの感覚でも，左右の違いの判断ができなくなったら，次に25ミクロンの咬合紙を2枚重ねて咬合圧の診査をします．この場合の咬合圧の診査は，音ではなく，タッピングと滑走運動をさせて，咬合紙にできる穴の開き具合で判断します．すべての咬合接触点で，咬合紙に圧痕状態が記録されるまで調整します．

咬合圧のバランスがとれるのに伴い，患者さんは，義歯を噛み締めたときに感じる痛みの程度が薄らぐのを自覚します．

咬合調整のために使用する器具と材料を，図2・6に示します．

著者が使用している咬合紙の150ミクロンは大木ケミカル社製，25ミクロンはGC社製です．咬合面の削合調整には，松風社製カーボランダムのストレート用5号ポイントを用います．決してタービンは使用しません．仕上げには同社製のシリコン（茶色）のストレート用10号ポイントを使用し，咬合調整した面を必ず研磨します．

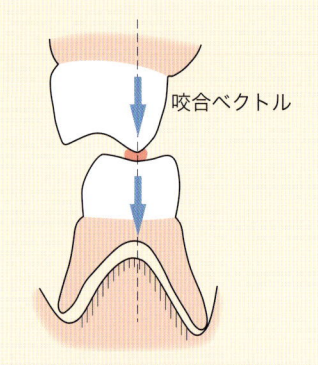

図 2·7

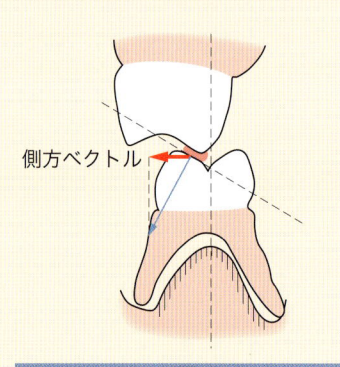

図 2·8

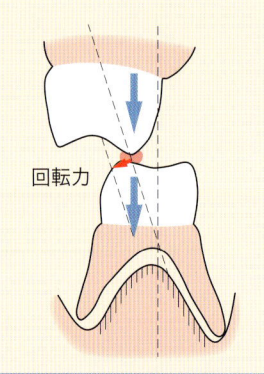

図 2·9

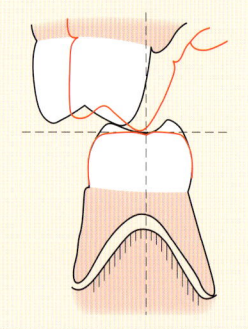

図 2·10

2 咬合を診査する

　全部床義歯の粘膜面をどのように削合調整しても痛みがとれないことがあります．このような場合には，ABCコンタクト咬合や3点接触咬合をやめて，リンガライズドオクルージョンとグループファンクションの咬合様式に変えると安定が得られます．
　リンガライズドオクルージョンとグループファンクションの咬合を構築した場合，その咬合診査のポイントは2つあります．

診査-1　すべての咬合接触点の咬合圧が同じかどうか診査する．

　これは $\frac{7-4|4-7}{7-4|4-7}$ に関して，上顎臼歯舌側咬頭と下顎臼歯咬合面に，片顎で4点の咬合接触点ができているかどうか．そしてそれぞれの咬合接触圧が厳密に同じであるかどうかを診査するものです．
　左右側で咬合圧が異なると，咬合の高い側の粘膜の広い範囲，たとえば歯槽頂上の広い範囲で痛みを感じます．その場合，義歯床面を削ると今度は周辺が当たるようになります．また前後で咬合圧に違いがみられる場合も，咬合圧の強い部位の粘膜に痛みが発生します．したがって左右の咬合圧バランスを調整するとともに，前後の咬合圧バランスも同一になるように，滑走運動を行わせて調整する必要があります．

診査-2　上顎舌側咬頭と下顎咬合面の咬合位置を診査する．

　どのようなことかというと，図2·7に示すように，咬合面で小骨を噛み潰すようなとき，下顎臼歯で小骨の位置から発生する咬合ベクトルの方向が，歯槽頂上から垂直に加わるように，咬合面上に咬合接触点があるか否かを診査することです．
　わかりやすくいえば，次の3つをみることです．
・下顎臼歯咬合面が水平になっているかどうか．
・上顎舌側咬頭が下顎の咬合面の中央に咬合しているか．
・その咬合点の直下に，下顎歯槽頂が存在しているかどうか．
　もし図2·8に示すように下顎臼歯咬合面が斜面であると，斜面上の食品から側方ベクトル（赤矢印）が発生し，義歯を動かすことになります．また図2·9に示すように歯槽頂上に下顎臼歯が排列されていても，上顎歯との咬合接触点が頬側にずれていれば，咬合力によって義歯床には回転力（赤矢印）がはたらき，義歯は動きます．これらのことから義歯床面と粘膜面が本来の位置とは異なった状態になり，痛みが発生することになります．

対　策

　そこで調整は，図2·10に示すように下顎臼歯の咬合面を削合調整して水平な咬合面にします．次に上顎舌側咬頭が下顎臼歯に咬合する位置が歯槽頂上になるように，既時重合レジンを用いて上顎歯の形態を修正します．
　咬合診査は，どのように行うのか　まず咬合平面（歯列弓）全体として

図 2・11

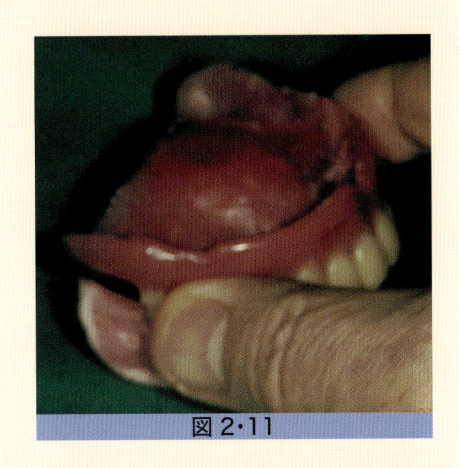

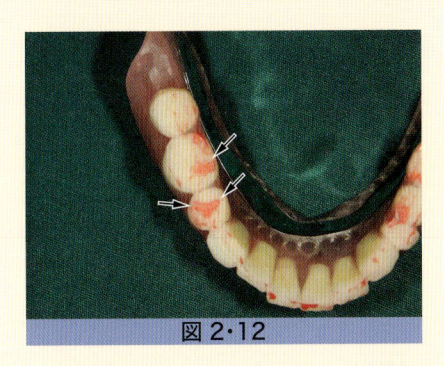

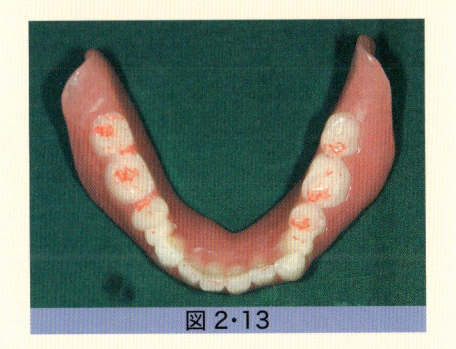

図 2・12

図 2・13

診査します．これは左右側臼歯部で片顎4点，全顎で8点の咬合接触と咬合調整が完全にできているか否かの診査です．方法は，図 2・11 に示すように上顎義歯の左右側第一大臼歯の頬側面に親指と人指し指を当て，まずタッピングを行わせます．このとき上顎義歯がカタカタ動くのを触知するようでは，各咬合接触点の咬合圧が一定ではないことを意味しています．

次に側方滑走運動を行わせます．側方運動時に義歯にふれた指が，やはりガタガタとゆすられるような動きを触知するなら咬合斜面を滑走することによって義歯がゆすられているのです．この動きも咬合調整の必要性を知らせているのです．

次に個々の歯について咬合の診査に入ります．

咬合紙を介して滑走運動を行わせ，個々の歯の咬合接触状態を視診によって診査します．その方法は，滑走運動によって印記された咬合接触部のなかに傾斜面がないかどうかを，肉眼で丹念に診査するのです．

調整不良のときは，滑走運動時に図 2・12 に示したような，咬合接触をします．そこで下顎臼歯の咬合面を完全に水平になるように，また上顎臼歯の頬側咬頭内斜面の干渉部を削合すると，どのような動きをしても干渉はなくなり，上顎義歯はまったく動かなくなります．図 2・13 に咬合調整が完了した下顎全部床義歯の咬合面の写真を示します．

咬合調整は，どのように行うのか　1項で左右の咬合バランスを調整する方法を説明したので，ここではその後の左右の高径がほぼそろったあとに行う咬合調整の方法について説明します．

最初の調整では150ミクロンの咬合紙を用いましたが，ほぼ左右の咬合高径がそろったら，今度は25ミクロンの咬合紙を2枚重ねたものを用います．これを片側の4-7の臼歯全体に当たるようにして，タッピングと側方滑走運動を行わせます．

そして取り出した咬合紙の穴の開き具合，すなわち咬合圧が強いところは，これまでと同じく，図 2・14 に示すように穴が大きく，完全にぬけています．そこで穴の抜けた位置の下顎の咬合面か，上顎咬頭頂のいずれかを削合して咬合圧の低減をはかります．このときどちらを削るかは，スピーの彎曲から逸脱しているほうにします．上顎のスピーの彎曲が整っている場合には，下顎咬合面を調整するほうが微妙な削合を行うことができます．著者は，まず上顎のスピーの彎曲を整えたあとに，下顎臼歯咬合面を削合して調整するようにしています．

咬合圧のバランスがとれてくると，咬合紙は穴が開かなくなり，図 2・15 に示すように圧痕の状態が記録されるようになります．そこで今度は，その圧痕状態が同じになるように調整します．

咬合紙2枚の調整が完了したら，最後に25ミクロンの咬合紙1枚で同じように最終調整を行います．

痛くて噛めない　13

図2・14

咬合紙2枚

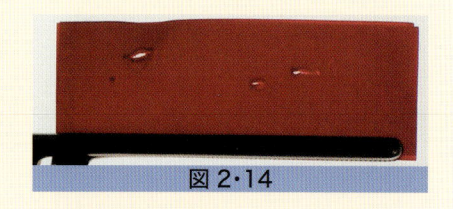

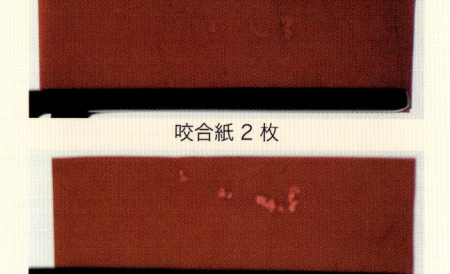

咬合紙1枚
図2・15

咬合調整の完了を，どのように判定するのか　先ほども述べたように，上顎義歯に親指と人指し指を当てがって，前後左右に滑走運動を行います．咬合調整が完了した状態になると，下顎義歯がどんな動きをしても上顎義歯に当てた指に微動が感知されなくなります．またタッピングを行うと，ガンという顔面頭蓋内に響くような音がします．そして咬合紙による診査では，左右の咬合接触点がすべて同じ圧痕状態となります．

患者さんは，タッピングで左右の咬合圧の違いがわからなくなり，また滑走運動を行っても義歯が安定していることを実感します．これが咬合調整が完了した状態です．

天然歯の咬合調整では，咬合調整の完了に近づくと，患者さんによっては，中心咬合位で噛み締めると「前後左右にわずかにすべる感じがする」と訴えられることがあります．それは下顎の咬合面のどこかに咬合斜面があることを物語っているのです．そこで咬合紙1枚を噛ませて滑走運動を行わせ，印記した部分の中にみられるわずかな斜面を丹念に探してください．そこを水平にすると，すべる感じは治まります．そして患者さんは咬合が安定していることを自覚します．

さらに詳しい咬合調整の方法については，3章，義歯作製の4日目，咬合調整の項で説明します．

3 義歯の動きを診査する

上下顎の義歯が，咀嚼中だけでなく，会話中にも動くようでは，会話に支障をきたすばかりでなく，先ほども説明したように，義歯床面が本来の粘膜面の位置に戻らず，吸着が悪く，痛みの原因になります．

義歯の動きを簡単に見抜くには，次の診査を行います．

診査-1　タッピングを行わせます．咬合調整が不完全なときは，咬合するたびに上顎義歯がカタカタ動くのがみてとれます．

診査-2　下顎安静位から中心咬合位へ，ゆっくりと口を閉じさせてください．そこで「最初に接触する（触れる）位置はどこですか」と尋ねてみてください．このとき決して「噛んでください」といわないことです．「噛んでください」というと，患者さんは瞬時に習慣的な咬合位で噛んでしまいます．したがって咬合の狂いから発生する義歯の動きを見抜くことはできません．

患者さんに最初に触れる位置を問うと，右か左か早期に触れる位置を感じるはずです．それを聞いておきます．さらに最初に触れた位置から，さらにゆっくりと噛み込ませます．このとき下顎義歯の前歯部をみてください．義歯がわずかに右や左，または前方や後方にずれることがあります．それは中心位と中心咬合位の一致がはかられていないことが原因です．

対　策

　2項で説明した咬合調整と同じ調整をします．上顎義歯を指で触診しながら滑走運動を行わせると，上顎義歯に当たりを感じます．それがまったくなくなるまで咬合調整を行います．

　その調整方法は先述しましたが，3章，義歯作製の4日目に行う咬合調整と同じです．

　下顎義歯のずれが大きい場合には，下顎義歯の咬合面を一層平らに1～2mmほど削り落として，パラフィンワックスを置き，これをきわめてやわらかく軟化して中心位の顎位でチェックバイトをとります．そして咬合器に義歯をリマウントして，人工歯排列からやり直す方法があります．この方法は塩田博文先生の提唱された軟化パラフィンワックス臼歯部咬合法（軟パラ法）です．この方法はABCコンタクトの咬合を成り立たせようとする場合に，中心位と中心咬合位を一致させるにはよい方法といえます．

　しかし著者の提唱するリンガライズドオクルージョンとグループファンクションの咬合様式にすると，軟パラ法の必要はまったくありません．その日のうちに直接チェアーサイドで調整できます．下顎臼歯咬合面を水平に削合調整すると，自然に中心位と中心咬合位が一致するようになり，義歯が安定します．

4　義歯のたわみを診査する

　図2・16に下顎義歯のたわみを診査している写真を示します．このような簡単な診査で，義歯のたわみを判定することができます．義歯の両端を指で挟んで力を加えると下顎義歯がたわむようでは，痛みを除去することができない場合があります．またまれですが，上顎義歯でも無口蓋義歯や義歯床がうすくつくられている場合には，たわむことがあります．そのたわみの診査は，両手で左右の大臼歯をつかみ，義歯をひねることによって判定することができます．

● **なぜ義歯がたわむと痛みが発生するのか**

　咬合力とは，どのくらいの大きさの力なのでしょう．ご存知のように，男性などでは1cm²あたり，すなわち1本の歯に50kg程度，顎のがっしりした人では60～70kgを超える咬合力を加えることができます．このような大きな力が実際に全部床義歯に加わるかというと，そうではありません．研究によれば，天然歯の咬合力の20～30%，すなわち義歯では20kg程度の咬合力になるといわれています．しかしこの咬合力でも1点から義歯に加わると，図2・17に示すように垂直ベクトルや，頰側や舌側に傾けようとする側方ベクトルが発生します．このような力に，義歯床がうすい場合には，たわんでしまいます．下顎義歯は剛体として，咬合圧に対してたわみを起こさないようにしないと痛みがとれないことは明白です．

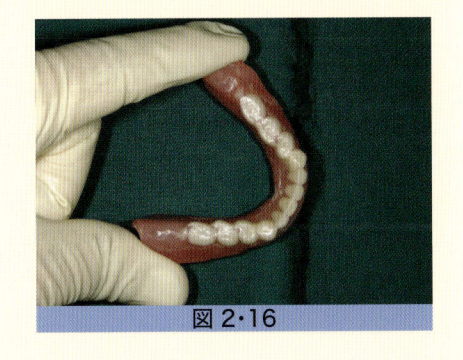

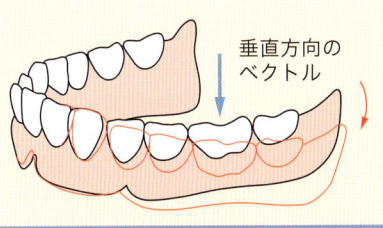

図2・16

図2・17　垂直方向のベクトル

痛くて噛めない　15

近年，クラスプレスの義歯と称して軟性レジンの義歯が世に出ています．この材質でつくる義歯は，咬合力の加わる臼歯部に用いるべきではありません．咬合圧の加わらない前歯部に適応すべきです．

あるとき軟性レジンでつくられた上下顎の全部床義歯を拝見したことがありました．患者さんによると，「噛もうとするとグニャッとしてまったく噛めないばかりか，あちこち痛くて入れていられない」とのことでした．また通常の床用レジンの義歯でも，口腔内を広く快適にしようとの思いからでしょうか，きわめてうすい義歯を拝見することがあります．このような義歯もたわみ発生の原因となります．

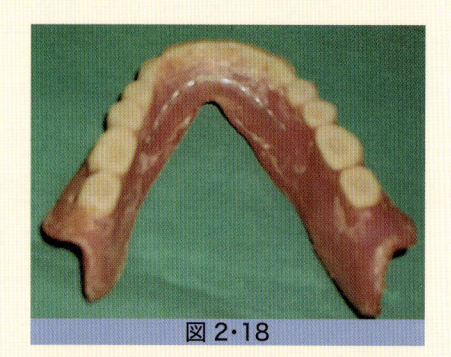

対 策

下顎義歯でたわみがみられるときは，前歯部舌側の床を厚くする必要があります．著者はこのような義歯で痛みがとれないときには，即時重合レジンで応急的に床を厚くして補強することがあります．また舌小帯の関係で床の幅が狭くなっている場合には，図2・18に示すように相当太い補強線を埋め込んで彎曲しないようにします．

このような処置をすると，下顎義歯の前歯舌側が分厚くなります．これは舌の動きにとって邪魔になるように思われるかも知れません．しかし床が厚いのは，義歯の痛みに比べれば，なんでもないことです．口腔内の快適さを追求するあまり，痛みを発生させるようでは本末転倒です．

痛みがとれて噛めるようになると，患者さんは義歯の厚さにすぐ慣れます．もし痛みがとれたあと，どうしても床の厚さが気になる場合には，金属床で解決する方法もありますが，痛みがとれてから再製作したほうがよさそうです．

5 歯槽堤と人工歯の排列位置を診査する

● 人工歯の排列位置が頰舌側にかたよっている場合

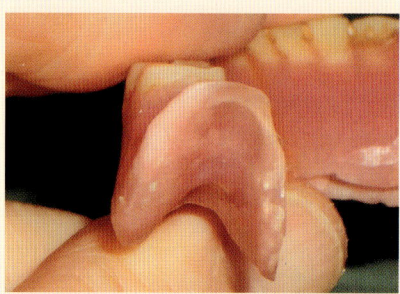

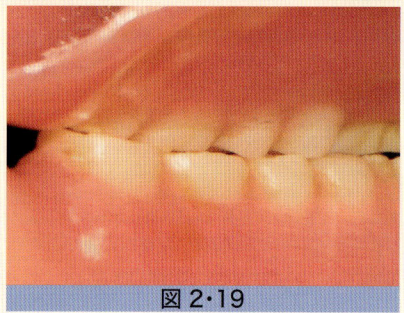

義歯床の削合や咬合調整を行っても痛みがとれない場合には，人工歯の排列位置に原因がある場合があります．図2・19に示す下顎大臼歯の頰舌的排列位置をみてください．大臼歯は，明らかに下顎歯槽頂より頰側に排列されています．そして上顎臼歯の咬頭は下顎臼歯の咬合面中央に咬合しています．おそらく義歯を作製した歯科医師は，患者さんの口腔内を広くしようという意図と，咬合力は頰側棚で対応できるとの思いがあったのでしょう．しかし患者さんによると，「義歯を入れたときから痛みが発生して，どうしても痛みがとれなかった」とのことでした．痛みがとれない原因に，臼歯の頰舌的排列の不適正があります．

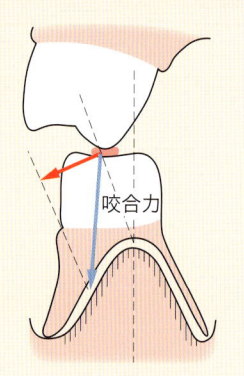

人工歯を下顎歯槽頂より頰側に排列すると，どうして痛みが発生するのでしょうか．図2・20に示すように下顎白歯の咬合面に加わった咬合力によって，義歯床は歯槽上を頰側に回転するように滑ります．同時に反対側

の大臼歯部は浮き上がります．いわゆる義歯のローリング現象が起こるのです．これを防ぐには，下顎臼歯の頬舌的排列位置を，どこにするかが大切になります．

　大臼歯の頬舌的排列位置に関しては，頬側棚で咬合圧を負担するという考え方があります．しかし頬側棚が咬合圧負担に対応するほど広い患者さんは少なく，大臼歯をそこに排列できても，小臼歯になると頬側棚から外れて，歯槽頂より頬側に排列しなければならなくなります．すると小臼歯上に置かれた食品の破砕では，ローリング現象が起こることになります．とくに第一小臼歯の排列位置は，咬合安定のための重要な役目を担っているのです（詳細は4章，p.84，片側性均衡の成立と咬耗の役割参照）．

　臼歯排列については，いろいろな考え方がありますが，著者はパウンドライン（p.51参照）に従ったほうがよいと考えています．

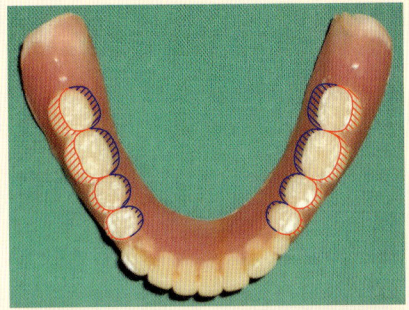

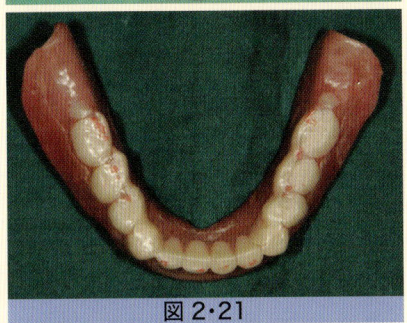

対　策

●人工歯の排列位置が頬側にかたよっている場合

　図2・21に示すように，下顎臼歯の頬側面では赤斜線の位置を削合し，舌側面では青斜線の位置に即時重合レジンを添加して，下図のように歯冠全体を舌側に移動させて，歯槽頂上に位置するようにします．次に上顎臼歯も同様に舌側面にレジンを添加し，頬側面は削除して舌側咬頭が下顎歯槽頂上に位置するように形態修正します．この修正は図2・10に示した方法と同じです．この新しい咬合面で咬合調整を行います．

●人工歯の排列位置が近遠心にかたよっている場合

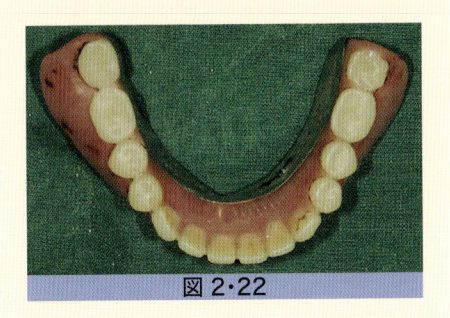

　図2・22に下顎第二大臼歯が義歯床後縁に位置している症例を示します．このような義歯では，第二大臼歯にかかった咬合圧は，そのまま義歯床縁にかかります．その直下の粘膜は咬合圧に耐えられないでしょう．このような義歯は，どのように調整しても痛みがとれることはありません．

　また図2・23に示すように，第二大臼歯がレトロモラーパッド近くに排列されると，この部の歯槽堤は近心傾面となっています．ここから加わった咬合力で義歯が近心にずれ，これも痛みの原因になります．

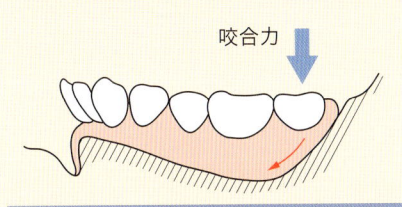

対　策

　図2・24に示すように，義歯の左側では，赤色斜線で示すように第二大臼歯の遠心に義歯床を1cm程度伸ばす必要があります．この義歯のように金属床であっても例外ではありません．また床が伸ばせない場合には，右側の青色斜線のように，第二大臼歯の歯冠を削り落として義歯床とする必要があります．

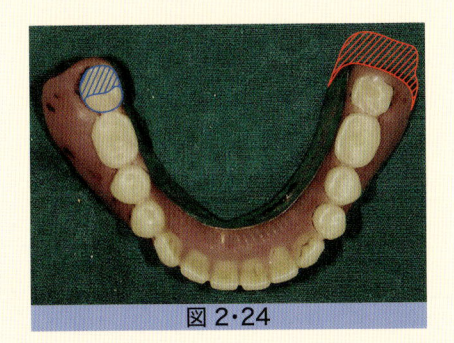

●全部床義歯の人工歯排列の順序とは

　全部床義歯の人工歯排列で優先すべきは下顎義歯の人工歯です．下顎義歯の人工歯のうちでも，とくに大事なのは第一大臼歯です．第一大臼歯を下顎の顎堤の最も適した位置，すなわち大臼歯に咬合力が加わったときに，

痛くて噛めない　17

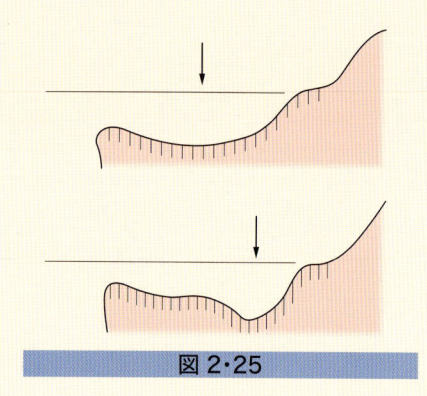

義歯が動かない安定する位置に排列します．

　それは図2・25の矢印で示す顎堤の最も低い位置，すなわち歯槽堤の底に当たる位置です．ここの真上に第一大臼歯を配置します．第一大臼歯の大きな咬合力が，ここから加わるようにすると義歯は安定します．

　そのほかの下顎臼歯は，第一大臼歯のあとで排列します．その場合に，下顎第二大臼歯の排列スペースが狭くなる場合があります．そのときは第二大臼歯の代わりに小臼歯を排列することがあります．また第二大臼歯を排列しないこともあります．上顎臼歯は下顎臼歯に従って排列します．

図2・25

6 中心咬合位の垂直的顎位を診査する

　中心咬合位の咬合高径，すなわち垂直的顎位は，全部床義歯を作製するうえで最も大切な顎位です．これを求めるために咬合採得という煩雑な操作を行います．従来の下顎安静位から求める咬合採得法には，誤差の入ることが多いのです．その結果，完成した義歯がやけに前突であったり，いくら調整しても痛みがとれないことがあります．

　中心咬合位という顎位のもつ臨床的意味は，4章で詳しく説明します．ここでは正しい中心咬合位の顎位と，その診断法について説明します．

　中心位という顎位は，垂直的には下顎安静位から中心咬合位までのあいだ，すなわち著者の唱えるベクトル咬合理論では安静空隙の範囲をいいます．下顎安静位は，患者さんから求めることのできる唯一の顎位です．全部床義歯では，この下顎安静位をよりどころにして咬合堤の高さを決定します．そしてこの高径から安静空隙分として，2〜4mmのワックスを削り落として中心咬合位とします．

　ところがこの垂直的顎位として最初に求める下顎安静位は，きわめて曖昧で，正しい顎位を求めるのはなかなか困難です．その理由は，患者さんが正しい中心位を自覚していないためです．いきなり「顎を楽にしてください」といって下顎安静位を求めても，患者さんはその顎位を的確に表現することはできません．

　また下顎安静位も，4章，咬合理論で解説しているように2つの顎位があります．したがって下顎安静位そのものは，実は非常に曖昧な顎位なのです．従来法で一般的に求める下顎安静位は，閉唇安静位をいいますが，この顎位を低めに設定してしまうことが多いのです．その低い下顎安静位から，安静空隙の幅を引いたら義歯の咬合高径はどうなるのでしょう．ほとんどの義歯が低位咬合の状態になります．

図2・26

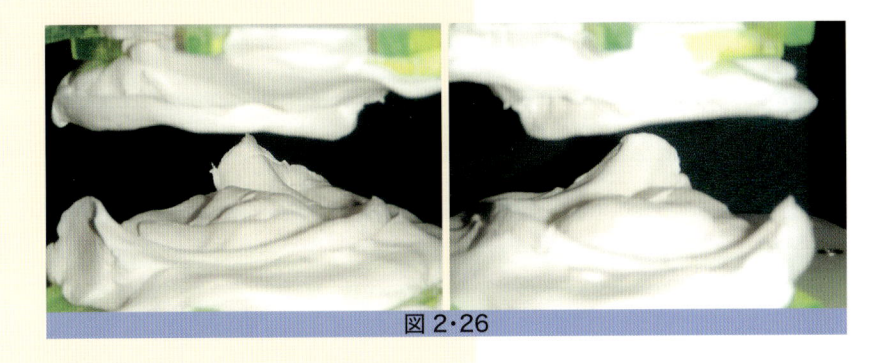

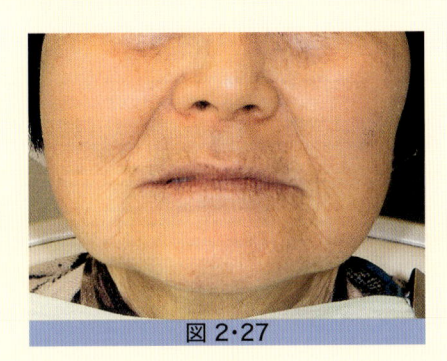

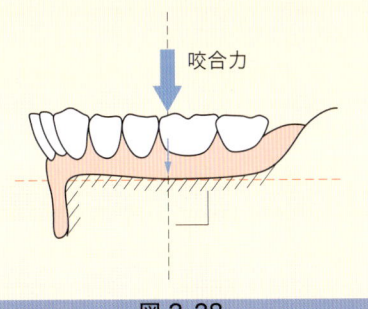

図2・27

図2・28

図2・29

●なぜ低位咬合の全部床義歯では，痛みが発生するのか

理由は2つあります．

理由-1 低位咬合になると，上下顎の顎堤が平行でなくなるため

図2・26に示す患者さんの上下顎の顎堤をみてください．この上下顎の顎位は，著者が開発した顎位診断器で，上下顎義歯が中心咬合位で噛み合ったときの上下顎歯槽堤の位置です．この上下顎の顎位をみると，前歯部より臼歯部のほうが大きく顎間距離が開いています．このときの患者さんの顔貌を図2・27に示します．顔貌からみても低位咬合であることが想像できます（顎位診断器については，4章参照）．

義歯が安定するには，図2・28に示すように咬合面から発生した咬合力のベクトル方向が，義歯を支える顎堤に対して垂直に加わることが必要です．なぜなら顎堤に垂直に加わった咬合ベクトルでは，義歯は動かないからです．

次に義歯の咬合平面と下顎歯槽堤との平行性を，顎位診断器によって求めます．

どのようにするかというと，いったん外した上顎の義歯を歯槽堤に戻します．そして上顎義歯の咬合平面と下顎歯槽堤の関係を診査します．その状態を図2・29に示します．これをみると低位咬合になると，咬合面と下顎歯槽堤が平行でないのがよくわかります．したがって下顎義歯に咬合力が加わると，義歯は歯槽堤上を後方に滑ります．これでは義歯は安定しま

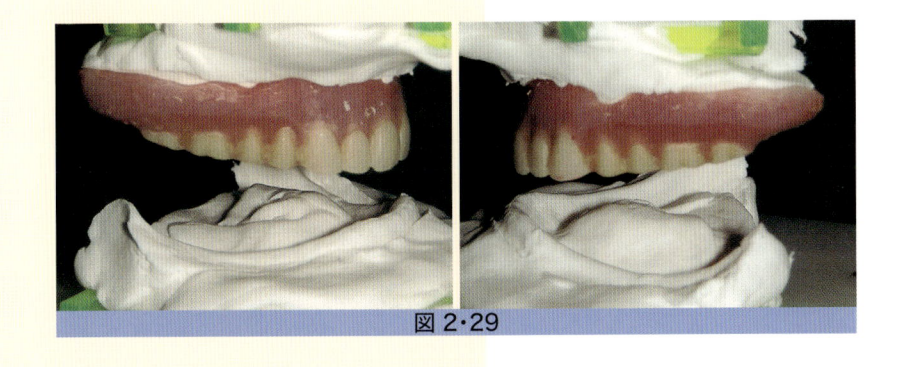

痛くて噛めない　19

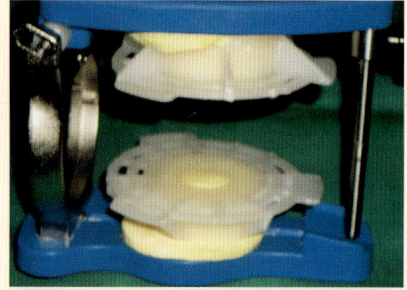

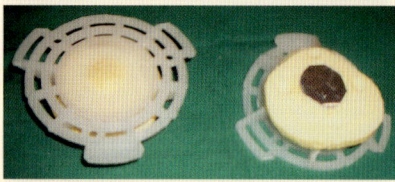

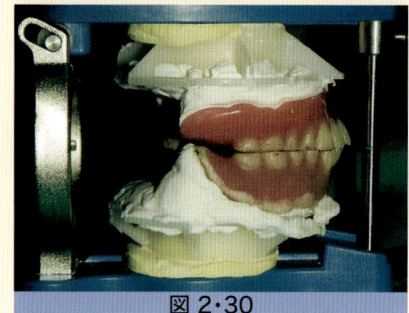

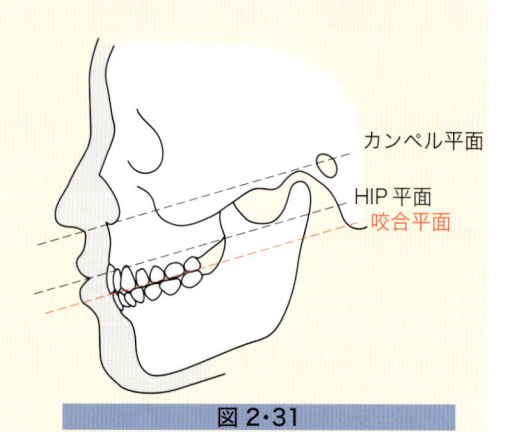

せん.

顎位診断器について　著者は，図2・30に示すような顎位診断器を自作して，患者さんの中心咬合位の高径が適正か否かをチェアーサイドで診断しています．このような装置は，その診断の理論的根拠さえわかれば，通常の咬合器で写真のような装置を簡単につくることができます．写真の診断器は，既存のスプリットキャスト法が行える咬合器を利用して自作したものです．下図は，診断のために義歯の内面に**かみねんど**を盛って義歯を固定したものです．顎位診断器の仕様や診断の臨床的根拠は，4章で解説します．

なぜ低位咬合になると，咬合平面と下顎歯槽堤が平行でなくなるのか

咬合採得では上顎の咬合堤を調整して，咬合平面をカンペル平面と平行に合わせます．この操作は咬合平面を上顎歯槽堤と平行に調整していることなのです．図2・31に示すように，カンペル平面とHIP平面がほぼ平行，HIP平面と咬合平面が平行な関係にあります．HIP平面は歯槽堤とほぼ平行な関係にあるので，従来の咬合採得法は，咬合平面を上顎歯槽堤に平行に合わせていることになります．

正しい咬合採得とは，上下顎の歯槽堤が平行になった顎位が採得され，上下顎歯槽堤の中間に咬合平面が存在する顎位が採得されることです．ところが咬合採得で安静空隙分として咬合堤を削除する場合には，ほとんど下顎の咬合堤を削って咬合高径を決定します．したがって低位咬合になると，結果的に咬合平面が下顎歯槽堤と平行でなくなってしまいます．

このような咬合採得から作製された下顎義歯に咬合圧が加わると，義歯床がずれることになります．したがって，いくら義歯床を調整しても痛みをとることはできません．

理由-2　低位咬合になると咀嚼反射に影響する？

低位咬合になると，なかには，どうも咀嚼反射が上手く成立しなくなる患者さんがみられます．これは著者の個人的な感想で，あくまで憶測の域を出ませんが，その理由を説明したいと思います．

天然歯列での咀嚼反射の成立とは　天然歯列で咀嚼反射の成立について考えてみたいと思います．歯の咬合面に食品を介して咬合力が加わると，歯根膜内の圧受容器がその圧を感知して中枢に伝達します．このとき咀嚼反射が成立しているということは，ある圧になると圧受容器からの信号がフィードバックされて，咀嚼筋の収縮に対する指令を止める反射機構がはたらくのです．どういうことかというと，ある咬合圧以上に噛み込まない状態，それは歯および周囲組織に破壊の起こらない咬合力の範囲内であったり，食品のかたさに応じて加える力をコントロールする咀嚼運動が無意識にできるようになった状態を称して咀嚼反射が成立したというのです．

歯の耐えうる咬合圧は，それぞれ個人によって異なります．天然歯列で

図2・30

図2・31

の咀嚼反射の成立は，おもに歯根膜内の圧受容器のはたらきによるものと考えられます．したがって，天然歯列での咀嚼反射の成立は，中心咬合位の顎位が低位になって，噛み込みのストロークが長くなっても成立すると考えられます．

次に全部床義歯の咀嚼反射の成立について考えてみます．

全部床義歯での咀嚼反射の成立とは 全部床義歯の患者さんでは歯根膜は存在しません．この場合は，歯根膜内の圧力センサーによるフィードバック機構が成立しないのです．このような患者さんの咀嚼反射は，どのようにして成立するのでしょうか．

著者は，咀嚼反射には，反射が最も起こりやすい筋の伸縮域があると思っています．その域は安静空隙域であろうと考えています．

すなわち天然歯列で中心咬合位の顎間距離とは，そこに付着している咀嚼筋が伸びも縮みもしていない筋長，いわゆる中心位の顎位にあるのです．この筋の長さからの伸縮によって咀嚼運動を行うことが，咀嚼反射に応じて咀嚼筋が最も反応しやすいといえるのではないでしょうか．そして咀嚼運動の範囲が，おもに安静空隙内にあるのではないでしょうか．

全部床義歯でも，粘膜下には圧力，痛覚，触覚などの感覚受容器が存在します．しかしこれらの受容器の感度は，歯根膜内の圧受容器ほど鋭敏ではありません．

全部床義歯の低位咬合では，中心咬合位まで通常より筋を収縮させて噛み込む必要があります．すると粘膜下の受容器からの信号をフィードバックさせようとしても，咀嚼筋の反応が鈍くなるのではないでしょうか．そのことは結果的に強く噛み込んでしまうことになると考えられます．そして義歯をいくら調節しても痛みがとれないことになります．

咀嚼反射が最も鋭敏に成立するには，咀嚼筋の長さに応じた伸縮域があり，その範囲内に中心咬合位の顎位があると考えると，通常より収縮域の大きい低位咬合では，咀嚼筋が咬合力をコントロールするのに不都合を生じ，上手く咀嚼運動ができなくなるのかもしれません．

したがって中心咬合位の咬合高径を決定する咬合採得は，きわめて大事な作業であると思っています．いずれにしても著者にはこれ以上の明確な説明はできません．今後の課題とさせてください．

咬合採得で真に臨床に必要な中心咬合位の顎位は，垂直的には上下顎の歯槽堤が平行になること，水平的には中心位と中心咬合位が一致すること，上下顎の歯槽堤の中間に咬合平面が存在することです．

●低位咬合による口角炎の発症

義歯に伴う痛みとは関係ありませんが，低位咬合になると口角炎を起こしやすくなります．図 2・32 に低位咬合の患者さんの写真を示しました．「義歯が高い」という訴えがあり咬合高径を下げたところ，1か月後に口角

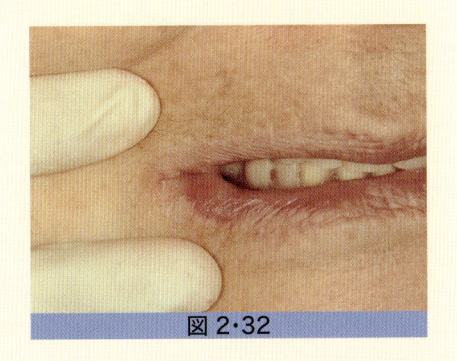

図 2・32

炎を発症しました．低位咬合の患者さんのすべてに，このような症状が出現するとはかぎりませんが，低位咬合を判断する所見の1つと考えることができます．

●咬合高径の高い全部床義歯では，どのような症状が現れるのか

図2・33 に中心咬合位の高径が高すぎた症例を示します．顔貌をみると咬合高径が高いことが想定できます．しかし義歯をみただけではわかりません．この患者さんの義歯は金属床でつくられていますが，何回調整しても痛みがとれなかったそうです．

●中心咬合位の顎位が高すぎると，なぜ痛みが発生するのか

安静空隙のない状態まで咬合高径を高くすると，咀嚼筋は常に引き伸ばされた状態になります．すると無意識に高径を低くしようとして，くいしばりなどのブラキシズムの症状が発生します．したがって咀嚼時に咀嚼反射が成立する咬合力以外の力が義歯にはたらくことになり，どんなに調整しても痛みがとれないのです．

咬合高径の診断には，低位咬合の顎間距離を顎位診断器で診断したように，この患者さんにも顎位診断を行いました．図2・34 に示すように，顎間距離が大きく上下顎歯槽堤の平行性，また図2・35 に示すように咬合平面と下顎歯槽堤の平行性に問題のあることがわかります．

咬合高径が高い場合の問題点は，全部床義歯では痛みの発生です．しかしそれ以外にブラキシズムの症状が現れることがあります．ブラキシズムの症状が現れると，全部床義歯では痛みにつながることは容易に想像がつきます．著者は，有歯顎の患者さんで，中心咬合位の高径を高くしたことが原因でブラキシズムの症状が発生した患者さんを何人も経験しています．

対　策

今使っている義歯が正しい咬合高径であるか否かを判断するのは，なかなかむずかしいものです．現時点での臨床診断では，チェアーサイドで中心咬合位の高径が適正であるか否かの判断はできません．

顎位診断器によって低位咬合と診断されれば，咬合面に即時重合レジンを添加して，咬合高径を高く調整します．レジンの添加部位は小臼歯から

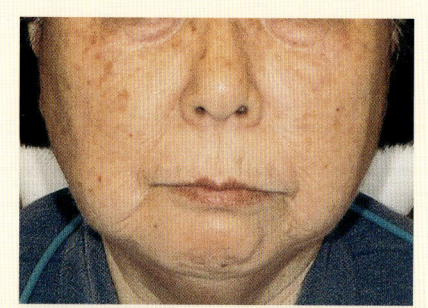

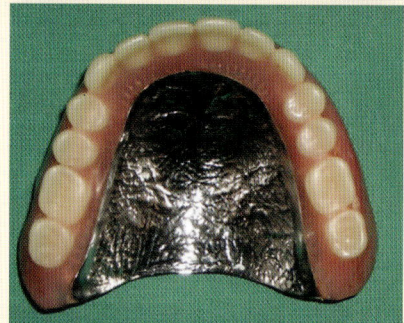

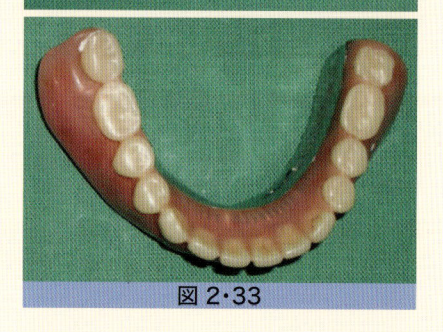

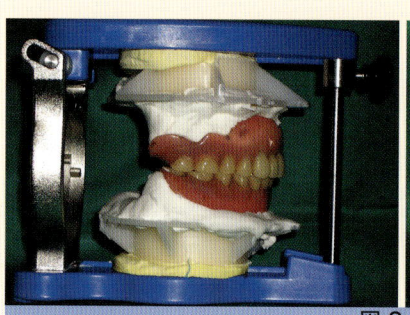

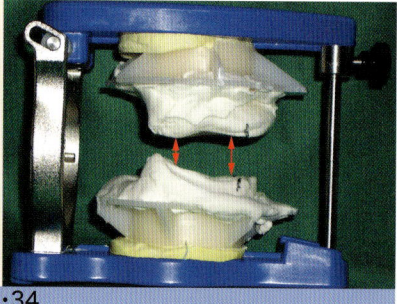

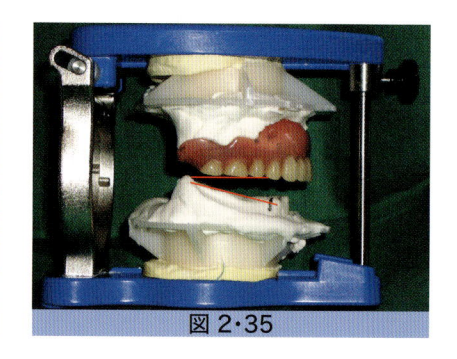

図2・33

図2・34

図2・35

大臼歯の4歯です．前歯はそのままにします．するとオープンバイト気味になったり，ジェット状態が強くなったりします．そこで患者さんに事前に，「前歯から空気が漏れるが，咬合には影響しません」と話しておきます．

咬合高径が高い場合には，下顎臼歯の咬合面を削合して高径を下げるか，上顎臼歯の咬頭を削除して咬合を下げるかします．このとき最も大事なことは，咬合平面が上下顎の歯槽堤と平行になるように調整することです．臼歯部の咬合高径が低くなると前歯部が早期接触や側方運動で干渉するようになります．全部床義歯の安定には，側方滑走運動時に前歯部の干渉を完全に取り除いておく必要があります．

7 中心咬合位の水平的顎位を診査する

第4章の咬合理論で中心位の臨床的意味を説明しますが，私たちが臨床を行ううえで最も大切な顎位は中心咬合位です．しかし臨床で中心咬合位を直接求めることはできません．中心咬合位を求める出発点は，これまでも説明しましたが，下顎安静位という顎位です．

中心咬合位と中心位との水平的関係は，中心咬合位が中心位と一致している場合と，中心咬合位が中心位からずれている場合とがあります．

実は全部床義歯で最も失敗する原因が，この中心位と中心咬合位の"水平的顎位のずれ"にあります．著者は，塩田博文先生の軟パラ法は，これを補正する的確な方法だと考えています．しかし完成した義歯で軟パラ法を応用しようとすると，義歯を預かる必要があります．

そこで口腔内で直接この誤差の修正ができれば，患者さんから義歯を預かる必要がなくなります．さらに誤差の入らない咬合採得法があればもっとよいわけです．

誤差をチェアーサイドで直接修正するには，図2・36 と 図2・37 に示すような，上顎臼歯の舌側咬頭を水平な下顎臼歯の咬合面に1点で接触するリンガライズドオクルージョンの咬合様式であれば，簡単に調整できます．

また著者は，咬合採得時に誤差の入らない方法を開発して臨床に応用しています．この方法は，下顎安静位から中心咬合位を導く従来法とはまったく異なり，中心咬合位の顎位を直接求めるものです．この方法を行うと中心位と中心咬合位の一致した，すなわち中心位の水平的顎位で，誤差のない中心咬合位を採得することができます．

対　策

中心位咬合位の水平的顎位に狂いがあるか否かを判断するには，まず患者さんが中心位の顎位を理解する必要があります．

中心位の顎位とは，どのようにして求めるのでしょうか．

これまでさまざまな著書に，いろいろな方法が記載されています．それらの方法は間違いではありませんが，決定的に考え違いをしています．よ

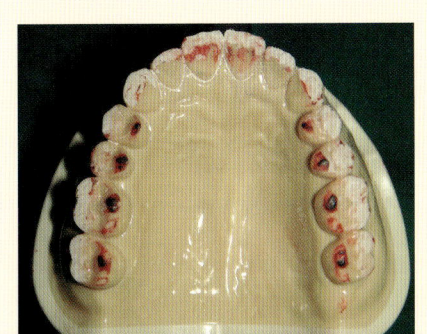

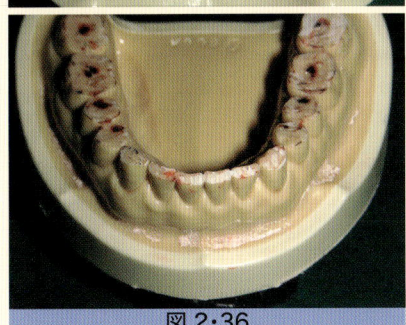

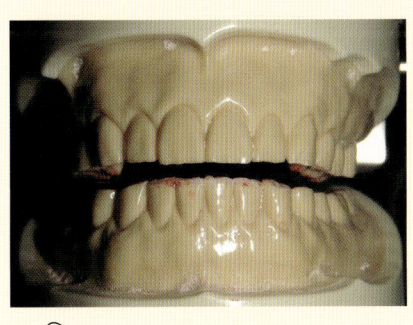

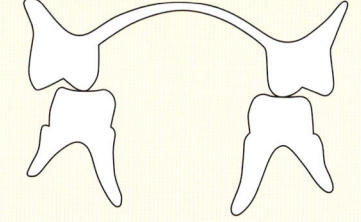

図 2・36

図 2・37

痛くて噛めない　23

く「中心位の顎位は，こうすると求められます」という記述はありますが，その求めた顎位が真の中心位であるという保証はどこにもありません．これまで述べられている先人の方法のすべては，「こうするとうまくいくことがあります」といっているにすぎないのです．

著者が求める中心位と一致した中心咬合位の顎位の基本的な考えは，かぎりなく中心位に近い顎位に誘導すること，そしてその顎位を患者さんが自覚することです．

どういうことかというと，「顎をいったん最後退位に強制的に誘導します．次に誘導した力を抜くと，顎はいちばん自然な位置，すなわちかぎりなく中心位に近い顎位に落ち着く」，このことを期待することなのです．そしてその顎位で旧義歯を調整すると，患者さんが以前より噛みやすくなったことを実感することです．そこでその顎位で新しい咬合平面をつくり，咬合調整をすることになります．

中心位に誘導する具体的な方法については紙面の関係で省略します．詳しくは『咀嚼・咬合論』を御参照下さい．

●咬合調整の方法

方法-1 　下顎臼歯の咬合をほぼ平坦にし，上顎臼歯の舌側咬頭を，下顎臼歯咬合面に1点で接触するようにします．すなわち片顎で4点の咬合接触点をつくります．

方法-2 　どんなに前後左右の滑走運動を行っても，直径2〜3 mmの円形接触のみとなるように咬合調整します．すると下顎臼歯の咬合平面は，ほとんど平坦で水平な面となります．

方法-3 　上下顎6前歯は，滑走運動時に完全に干渉しないように削合します．

このような咬合状態に義歯を調整すると，どのような滑走運動を行っても義歯はカタリとも動かなくなります．また，のちに真の中心位と中心咬合位の一致した顎位を，患者さんが獲得するようになります．

咬合調整の詳しい方法は，これまで咬合調整の項で説明したことと同じです．3章，義歯作成の4日目で詳細に解説します．

8 咬合平面のレベルを診査する

一般的な咬合平面のレベルの診査とは，図2・38に示すような咬合平面基準板を用いて行います．咬合平面基準板を上顎の咬合平面に合せることとは，上顎の咬合平面がカンペル平面と平行であるか否かを判定していることになります．

著者は，上顎の咬合平面をカンペル平面に合せることは，たいした意味をもたないと考えています．なぜなら全部床義歯で問題が発生するのは下顎義歯です．そして痛みを起こさないためには，これまで説明したように

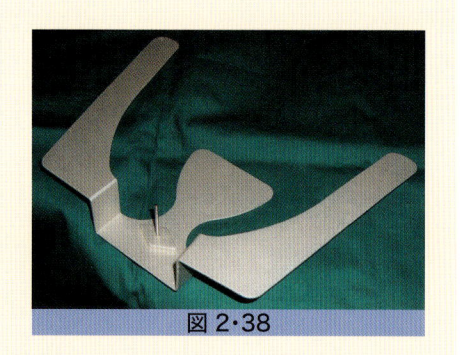

図2・38

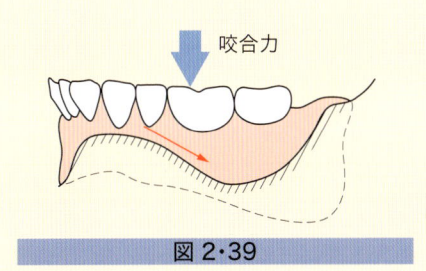

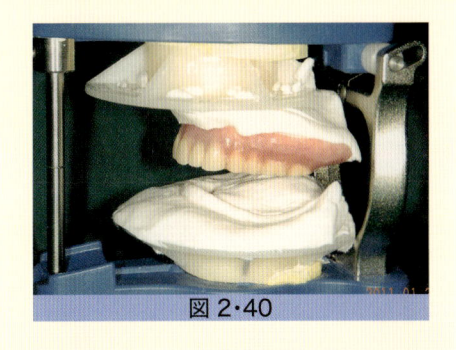

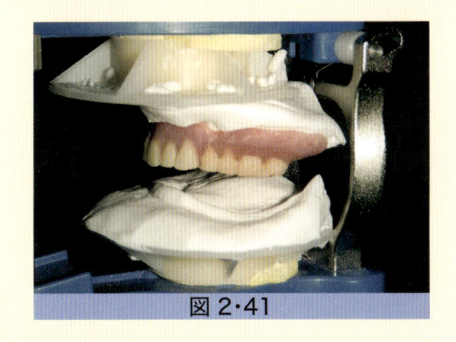

下顎義歯の咬合平面と下顎歯槽堤を平行に合わせることが重要だからです．上顎咬合平面とカンペル平面をどんなに正確に合わせても，咬合高径が高かったり低かったりすると，咬合平面と下顎歯槽堤が平行でなくなります．すると下顎義歯の咬合面に加わった咬合力で，下顎義歯が粘膜上を滑り，痛みが発生するのです．したがって咬合平面と下顎歯槽堤との平行性を診査することが重要になります．このことは，これまで説明したように中心咬合位の咬合高径の問題に帰することになります．

　下顎義歯に痛みを発生させないための第1の条件は，義歯に咬合圧が加わっても動かないことです．このことについてはこれまでにも説明しましたが，図2・39 に示すように下顎歯槽堤と咬合平面に傾斜がみられたら，咬合平面に垂直に加わった咬合力から，義歯にはどんな力がはたらくでしょうか．図に示すように義歯が後方に動くことになります．この現象はバランスドオクルージョンが咬合力学的に成り立たないのと同じことです．

　バランスドオクルージョンの咬合では，義歯は頬舌的に動かされるローリングを起こすのに対して，歯槽堤と咬合平面が平行でない場合には，前後的に義歯が動かされるピッチングが発生します．

対　策

　まず下顎義歯の咬合平面と下顎歯槽堤が平行の関係にあるか否かを診断します．そこで顎位診断器を用いて，上顎義歯の咬合平面と下顎歯槽堤との平行性の診査を行います．図2・40 に示すように，平行性に問題がみられるときは，図2・41 に示すように上顎義歯の咬合面に即時重合レジンを添加して，咬合平面の最下部を下顎の歯槽堤最下部に平行に合わせます．次いで上下顎義歯が咬合するように下顎臼歯の咬合面を削合して調整します．このとき下顎義歯の人工歯が短くなってしまうような場合には，上顎義歯の咬合面全体を平行に下げるように歯冠長を短くして下顎臼歯との調和をはかります．

　以上，義歯の痛みの原因と対策について述べてきました．

　全部床義歯を装着した際の痛みの発生は，患者さんにとって最もつらい症状です．これを一刻も早く解消したいのは，患者さんだけでなく歯科医師の思いでもあるのです．

　痛みの原因と対策について，著者のこれまでの経験をもとに解説してきました．これらの原因は単独よりもいくつかの因子が複合されていることが多く，そこに痛みをとるむずかしさがあります．

　話は変わりますが，江戸川区で開業されている宝田太郎先生と，かつて義歯の痛みの問題について話したことがあります．先生の患者さんで，全部床義歯を装着したあと，どうしても痛みがとれない方がいらしたそうです．調整時に，患者さんがふと漏らした言葉から，とんでもない思い違い

痛くて噛めない　25

に気がつかれたそうです．患者さんは，義歯を入れたら，いつもくいしばって維持していなければならないと思い込んでいたのです．そこで「食事以外のあいだは歯は触れなくてもいいのですよ」と話したところ，そのあとは義歯の調整をすることなしに痛みが治まったというのです．

　私も古い経験ですが，「30度の咬合面傾斜角度を有した人工歯でなければ物が噛めない」とかたくなに信じている患者さんに出会ったことがあります．どんなに説明しても頑として聞き入れてくれません．結局30度の人工歯の義歯をつくったものの，痛くて入れてはもらえず，無駄になってしまいました．

　このように思いもかけないことで，義歯の痛みがとれない場合もあります．義歯の痛みに関する原因は，ここで記載した事項以外にもあると思います．そのことについては，先生方ご自身で判断していただきたいと思います．

B 下顎義歯が浮き上がる

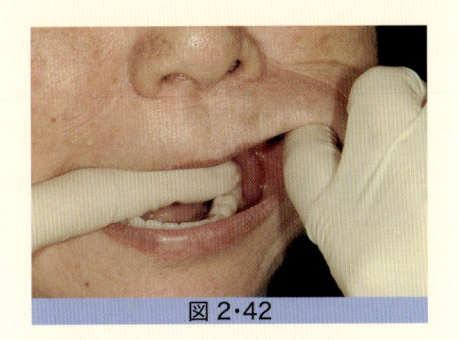

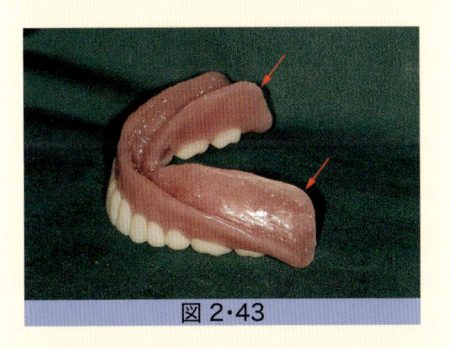

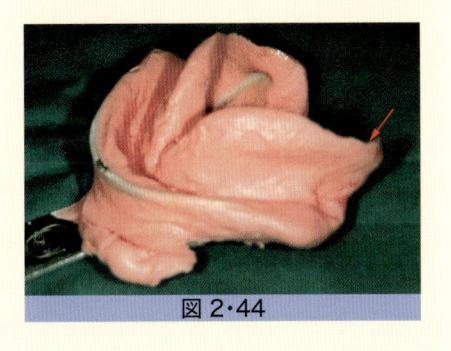

口を開けると下顎義歯が浮き上がり，食事や会話がしにくいというのは，痛みとともによくみられる現象です．実は，義歯の浮き上がりと痛みは結局のところ同じものです．患者さんは，義歯の浮き上がりが気になるので，痛みより先に不満として浮き上がりが口をついて出るのです．そのような場合，義歯の浮き上がりを抑えると，今度は痛みの不満が出ることになります．したがってこのような症状の調整には，浮き上がりと痛み両方の調整を念頭に入れておく必要があります．

さて義歯の浮き上がりの診査ですが，開口したときに義歯が最初にどこから浮き上がるのかをみることが大切です．全体に浮き上がる，右か左かが最初に浮き上がる，後ろから前の方に動くように浮き上がる，舌をあげると浮き上がる，などわずかな動きの状態をまず観察します．

1 義歯全体が浮き上がる

原因 歯肉頬移行部を超えて義歯床が大きい

このときの診査は，図2・42に示すように咬合面に指を置いて義歯を押さえ，頬粘膜を持ち上げてみます．咬合面に置いた指に義歯の浮上圧が感じられたら，義歯床が頬側の歯肉頬移行部より大きいのです．

それを解決するには，圧が感じられなくなるまで床縁を削って小さくします．このとき頬小帯の位置に注意し，頬小帯をおおわないように大きく削除します．

2 右側か左側が最初に浮き上がる

原因 前述の1項と同じで，初めに浮き上がる側の床縁が大きい

左右で頬側や舌側の床縁の大きい側から浮き上がります．したがって前述した方法と同じように，床縁の診査を行うと判断できます．

3 後方から前方に動くように浮き上がる

原因-1 義歯床の舌側後縁の不足

図2・43に矢印で示した部位です．この舌側後縁の形態が，下顎義歯を安定させる鍵を握っています．したがって下顎の印象では，この部が図2・44に示すようにしっかりとれていることが大切です．著者は，そのために有歯顎用のトレーを用いています．

図2・42

図2・43

図2・44

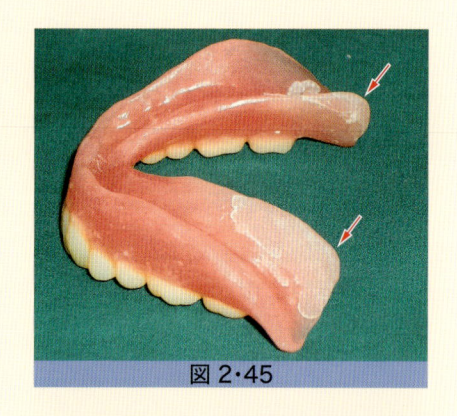

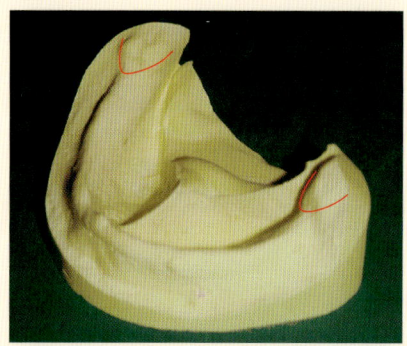

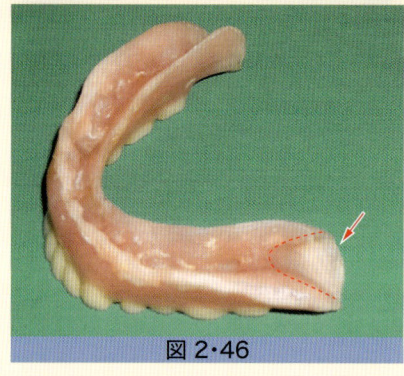

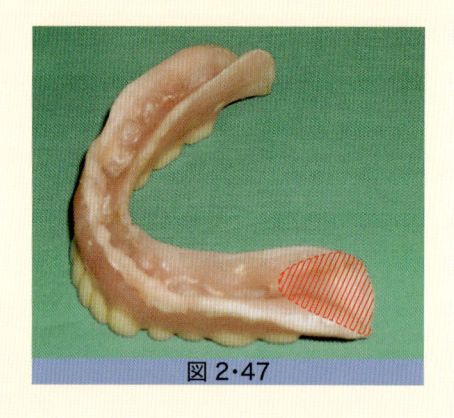

では後縁の床不足の古い義歯ではどうしたらよいのでしょうか．
　そのときは即時重合レジンで後縁を人為的につくります．方法は，まず下顎義歯の舌側後縁に，即時重合レジンを筆積みで厚く盛ります．次いでレジンが半硬化状態のときに義歯床の形態を想定して，指で形を整えて口腔内に入れます．口腔内に義歯を入れるときは，舌をあげさせて，舌先を床縁修正部と反対方向に向けさせるか，ミラーで舌側を抑えて舌側後縁部を広げ，義歯を挿入すると上手くいきます．
　次に即時重合レジンが固まる前に舌を上下左右に振らせ，レジンの硬化を待ちます．このときレジンがやわらかすぎると後縁がうまくとれません．逆にかたいと自然な形態とは異なり，のちに義歯床になったときに傷ができ，痛みの原因となります．
　かたさはアルギン酸印象材をかために練った状態，いわゆる耳たぶ程度のやわらかさと考えてください．図2・45に舌側後縁部の修正を完了した写真を示します．

原因-2　義歯がわずかに浮き上がる

　図2・46に示すレトロモラーパッドの軟組織に原因することがあります．
　理由はレトロモラーパッドの軟組織は，ほかの歯槽堤粘膜よりかなり厚いために，わずかの圧にも変形しやすいのです．したがってレトロモラーパット部は，ほかの粘膜部と同じ印象圧でも圧迫され，変形していることがあります．
　印象採得では，印象面には同じ圧がかかっているように考えられるかも知れませんが，実はそうではありません．印象面では部位によって異なった圧がかかっているのです．なぜなら同じ圧で印象するためには，粘膜とトレーの間隙を一定にする必要があります．これが個人トレーをつくる目的です．既成のトレーを用いる一般の印象では，粘膜各部の印象材の厚さはまちまちです．著者の印象採得では通常の有歯顎トレーを使用します．このようなトレーを用いると，レトロモラーパッド部は最も印象材がうすくなります．したがってこの部が最も印象時に圧がかかっているのです．
　レトロモラーパッドの調整は，図2・47に示すように多少前方まで広めにレジンを一層削除します．次いで，ここにきわめてやわらかい即時重合レジンかリベース材を添加して直接リベースします．

4　舌をあげると浮き上がる

原因-1　義歯の舌側下縁が大きい

　このときの処置は，頰側や唇側の床縁の診査と同じように，咬合面を指で押さえて，舌を挙上させ，左右に振らせてください．いずれかに強く義歯を動かす力がはたらいていることがわかります．そこで舌側下縁を削合して動かなくなるようにします．

一般的に義歯の舌側縁の形態は，顎舌骨筋線を超えないようにするといわれています．しかし著者は，あまりそのことにとらわれていません．自然な開口の範囲で舌を挙上しても義歯が動かない最大の床縁であればよいと考えています．

原因-2　舌小帯の可動範囲を覆っている

　この診査も，義歯を押さえて舌をあげさせると，義歯が挙上するのを指先で感じることができます．舌小帯部の床縁を除去して義歯が動かないようにします．

5 義歯の浮き上がりを修復したあとに行うこと

　義歯の浮き上がりの原因がわかり，床縁や舌側後縁の形態修正をして，大きく口を開けても義歯が浮き上がらないことが確認できたら，そのあと必ずリベースを行います．

　リベースを行う前に必ず前処理を行います．その処理を図2・48に示します．

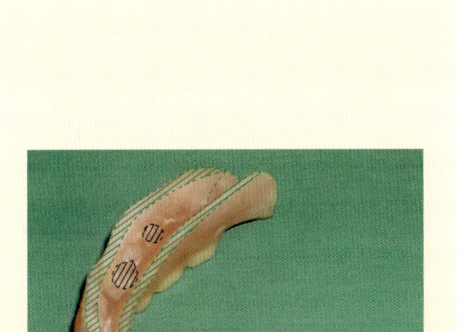

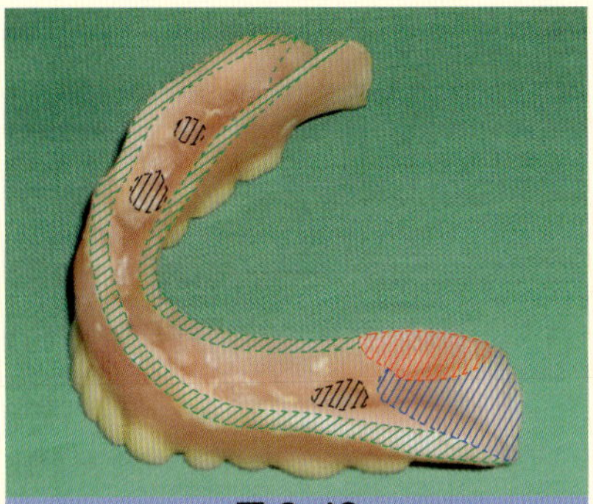

- 舌側後縁の粘膜面（赤斜線部分）を大きく削り取ります．
- レトロモラーパッド部の粘膜面（青斜線部分）を一層削除します．
- 義歯床の辺縁全体の内面（緑斜線部分）を，約2mm幅で一層レジンを削除します．
- 骨隆起や骨の鋭縁（黒斜線部分）のあるときは，その部も一層削除します．

　舌側後縁を即時重合レジンで修正した場合には，とくにその床内面の粘膜面を大きくえぐります．理由は，この部を即時重合レジンで修正すると，必ず床縁が粘膜を圧迫しているからです．したがってそのままリベースすると，図2・49に示すように必ず傷がつき，痛みの原因になります．下顎義歯の調整のあとリベースを行うことによって，真に吸着する義歯になります．

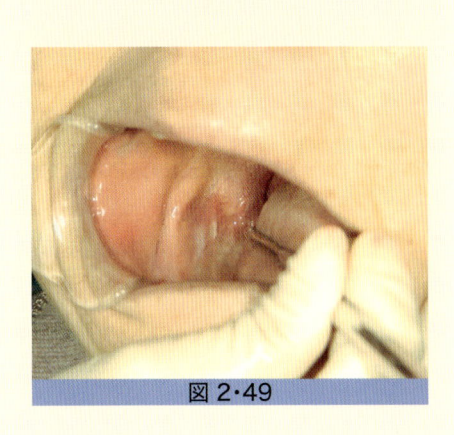

図2・48

図2・49

下顎義歯が浮き上がる　29

C 上顎義歯が落ちる

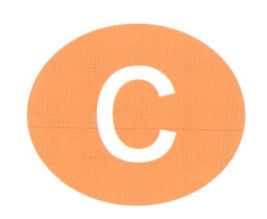

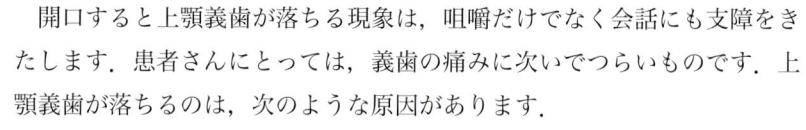

　開口すると上顎義歯が落ちる現象は，咀嚼だけでなく会話にも支障をきたします．患者さんにとっては，義歯の痛みに次いでつらいものです．上顎義歯が落ちるのは，次のような原因があります．

　まず側方滑走運動で義歯がガタガタ揺れるような咬合を構築したのでは，どんなに義歯調整をしても落下を防ぐことはできないことを念頭に入れておいて下さい．そのほかに顎堤粘膜と義歯床面の密着度と床縁の過不足に原因している場合もあります．

　ではどのように診査し，調整したらよいかを説明します．

1 義歯の動揺度を診査する

　上顎義歯が落ちる原因に，咬合様式すなわちABCコンタクト咬合や，3点接触咬合を構築している場合があります．このような咬合を構築すると，なぜ上顎義歯が落ちるのでしょうか．図2・50にそのメカニズムを示します．図に示すようなABCコンタクト咬合を構築したとします．中心咬合位で咬合するかぎりでは左図のように，咬合接触点から発生する側方ベクトルはお互いに拮抗して，結果的に義歯に加わる咬合力は太い青色ベクトルのように歯軸方向に向きます．この場合には義歯は動きません．しかし側方滑走運動を行うと，右図に示すように上顎頰側咬頭内斜面に下顎頰側咬頭外斜面が咬合するため，上顎義歯には左方向に，下顎義歯では右方向に移動させようとする赤色ベクトルが発生します．

　その動きは，側方運動を行わせると，上顎義歯に置いた指でガタガタ揺れるのを感知できます．

　この揺れは，義歯床と粘膜が吸着しているのを，わざわざ左右に揺すって，義歯を顎堤からこじ開けていることになります．このような状態では，義歯に吸着作用を発揮させることはできません．吸着作用は，1章でも説明したように，義歯床面と粘膜面が常に密着していること，そしてその間に唾液のような粘液が介在していることによって発揮されます．側方滑走運動をするたびにカタカタと義歯が動くことによって，義歯床面と粘膜面がわずかでも剝がれるようでは吸着作用は起こりません．義歯が落ちるという不満に対しては，このような現象が存在するか否かを，まず診査する必要があります．

　側方滑走運動時に義歯ががたつくのを防ぐためには，両側性均衡咬合

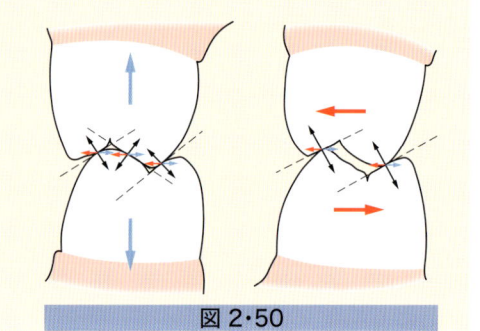

図2・50

（バランスドオクルージョン）があるといわれるかもしれません．しかし両側性均衡咬合を構築しても，何の役にも立ちません．上下顎義歯は，依然として側方滑走運動時には同じように動揺します（詳しくは『咀嚼・咬合論』を御参照下さい）．

対　策

　義歯の動揺度を診査するには，これまで述べたように上顎義歯の左右第一大臼歯を指で挟んで，側方運動を行わせます．このとき義歯がカタカタ動くのを感知するようなら，義歯の動揺度は大きいのです．

　それを解決するには，下顎臼歯咬合面を平坦に削合し，この咬合面に上顎舌側咬頭を1点で咬合させるリンガライズドオクルージョンの咬合様式をとらせます．

　さらに6前歯を，滑走運動で干渉しないように完全に削合調整しておくことも大切です．詳しくは，3章，義歯作製の4日目，咬合調整の項で解説します．

2 顎堤を診査する

　上顎義歯が落ちる原因の顎堤診査とは，顎堤の形状と顎堤粘膜の厚さややわらかさをみることです．図2・51に示す患者さんのように，前歯部の歯槽堤や上顎結節が隆盛な形態を呈する顎堤では，義歯の吸着がよさそうに思われるかもしれません．しかし事実はまったく逆で，このような顎堤は義歯の吸着が悪く，安定させるのに苦労をすることが多いのです．とくに金属床を装着する場合には，吸着が悪くなるので注意する必要があります．

●なぜ顎堤の隆盛な患者さんでは，義歯の吸着が悪いのか

　その原因は，粘膜と義歯床との密着度の不足にあります．顎堤の隆盛な患者さんの粘膜は，おおむねうすくピンと張って，かたく緊張した状態になっています．したがってかたい義歯床と粘膜が密着不良に陥りやすくなります．

対　策

　義歯に吸着作用を発揮させるには，義歯床の全面が粘膜と密着していること，その間に唾液のような粘液性に富んだ液体が介在していることです．密着性がよければよいほど，間に介在する唾液層がうすくなります．すると義歯はより吸着するようになります．その点に留意して義歯を修正すると，落下を防ぐことができます．

　ここで重要なポイントがあります．それは義歯の維持は吸着作用にあるということから，義歯床縁が封鎖されていれば吸着力が得られると考えることです．これは完全に間違っています．吸着作用は義歯床全面が粘膜に密着してはじめて最大の吸着力が得られるのです．金属床の吸着が悪いの

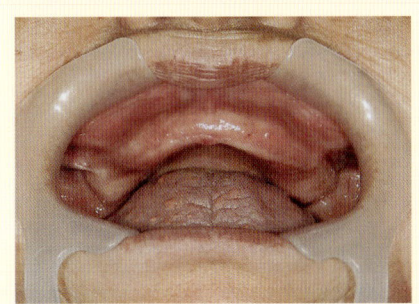

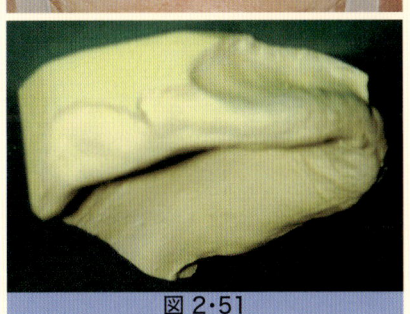

図2・51

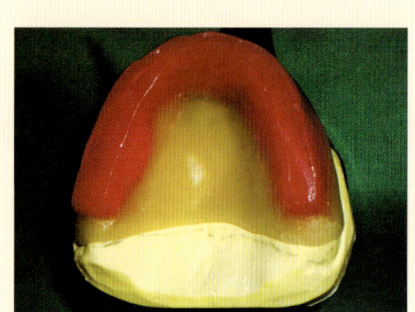

は，そこに原因しているのです．

対策としてはリベースしかありません．金属床であっても，金属床面と粘膜面との密着性が悪ければ吸着が悪くなります．したがって金属面を含めてリベースをすることになります．

3 義歯の床縁を診査する

上顎義歯の落下の原因として最も多くみられるのは，床縁の過剰に原因したものです．とくに歯肉頬移行部を超えた大きな床縁の義歯では，口を開けると床縁が引き下げられるため義歯が落下することになります．

義歯床縁の診査は，義歯の全周にわたって行わなければなりませんが，上顎結節部，唇側床縁，頬小帯部の床縁，口蓋部後縁の床縁については丹念にみる必要があります．

診査方法は，下顎義歯の床縁診査と同様です．一方の指で頬粘膜や口唇を引っ張ったときに，義歯に落下の圧を感じるか否かで判定します．上顎結節部では，床縁が過剰より不足していることが多いのです．図2・52に示すように技工所から届いた咬合床ですら，上顎結節部の床縁が不足しています．床縁が足りないかどうかは，ミラーで直視して判断します．

上顎義歯が落下するほどではないが，安定が悪いことがあります．このような場合にも，下顎義歯の痛みの原因になることがあります．また吸着の悪い義歯では，咬合調整もうまくできません．上顎義歯は，しっかり粘膜に吸着させて動かないようにしておくことが肝要です．

対 策

床縁の過不足がみられる場合 床縁が大きく歯肉頬移行部を超えている場合には，床縁を削合します．床縁削合の目安は，頬を引っ張っても義歯が落下しないところまで調整します．反対に床縁が不足して小さい場合には，即時重合レジンを添加して床縁を大きくします．即時重合レジンの添加の要領は下顎義歯の舌側後縁のときと同じです．

床縁の過不足がないのに吸着が悪い場合 このような現象がみられる場合は，義歯床面と粘膜面との密着不良に原因しています．対策はリベースより方法がありません．リベースの方法は，直接間接を問いませんが，著者は躊躇なく直接リベースを行います．金属床の場合には困りますが，義歯の落下を防ぐにはこれしか方法がないのです．義歯の床面全体が粘膜と密着しているときに最大の吸着作用を発揮します．したがって金属床面が口蓋粘膜に密着していることが大切です．もしこの部の密着度が悪いと，金属床といえども即時重合レジンで裏装するしかありません．

図2・52

4 義歯の落下を修復したあとに行うこと

　義歯床の辺縁を修正したあとに，落下が生じないようになったとします．そのあと必ず行うことがあります．それは下顎義歯で行ったのと同じように，口腔内で行う直接リベースです．

　上顎義歯のリベースと下顎義歯のそれとは異なるところがあります．それは上顎義歯のリベースでは，義歯の口蓋部にレジンの遁出路となる穴を数個開けることです．とくに顎堤の隆盛な場合には，必ず遁出路をもうけてください．というより上顎義歯の直接リベースでは，すべて遁出路は必ずもうけたほうがよさそうです．穴は口蓋最深部から前歯部の歯槽頂にかけた位置に数個設けます．穴の大きさは直径1mm前後とします．

　リベースの仕方は，やわらかいリベース材を義歯内面に入れて口腔内に挿入しますが，そのあと必ず中心咬合位でがっちり力を入れて咬合させ，硬化を待ちます．

　さらにリベース材の硬化を待つあいだに，唇を尖らしたり，鼻の下を伸ばしたり，頬を左右に動かします．それはリベース材による歯肉頬移行部の床縁を過不足ない形状にするためです．

　硬化完了後に義歯を外すと，リベース材がうすく延びた床縁部分が現れることがあります．この部は床縁として大切な部分です．この部分の粘膜面と反対の外側には，即時重合レジンを添加し厚くして義歯床縁を完成させます．

　リベースで注意することは，顎骨が隆盛で骨隆起があったり，上顎結節部などでアンダーカット部が存在する場合には，完全にレジンが硬化する前に，必ず一度義歯を外してください．理由は，説明するまでもないことですが，義歯が外れなくなるからです．

D 食事がしにくい

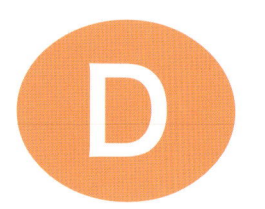

　全部床義歯を装着して,「食事ができない」,「食事がしにくい」と訴えられる理由の大半は義歯の痛みです．原因は,これまで述べたようにさまざまありますので,それらの調整によって痛みを取り除きます．

　真に食事がしにくいと患者さんが気づくのは,義歯の痛みが解消されたあとになってからです．それは何に原因しているのでしょうか．

1 上顎義歯の口蓋後縁を診査する

　義歯の口蓋後縁は,アーラインの位置として成書に記載されています．このラインを超えて床縁を設定すると,「食事がしにくい」と訴えられることもありますが,「飲み込みにくい」といわれることが多いのです．理由は,嚥下反射時に軟口蓋粘膜が下がるので,義歯床縁が触れて運動に支障をきたすためです．また発音にも影響することがあります．

対　策

　□**蓋後縁を調整する**　アーラインを超えた義歯後縁は,削合によって簡単に調整できます．

2 咬合高径を診査する

　食事がしにくい理由の1つに,中心咬合位の高径が高すぎる場合があります．

　中心咬合位の高径が高いと,なぜ食事がしにくいのでしょうか．それは4章の咬合理論でも説明しますが,閉唇空隙のスペースを埋めてしまうからです．閉唇空隙は咀嚼運動にとって非常に大切な空隙です．この空隙の幅は個人差が大きく,狭い人は0.5mm前後しかありません．このような人では咬合高径を少し高くしただけで,この空隙を埋めてしまうことになります．

　咬合高径の診査には,いくつかの方法があります．最も簡単な方法は,まず義歯を外した状態で,中心位への誘導を行います．中心位の顎位が患者さんに理解できたら,義歯を入れて閉唇安静位の顎位をとらせます．そして顎の位置を維持させたまま,口角部をミラーで開いて,図2・53に示すように安静空隙の存在を直視下で確認します．このとき上下顎の人工歯が触れているようでは咬合高径が高すぎるのです．痛みの原因で咬合高径が高い場合について前述しました．そこで咬合高径を修正して痛みがとれ

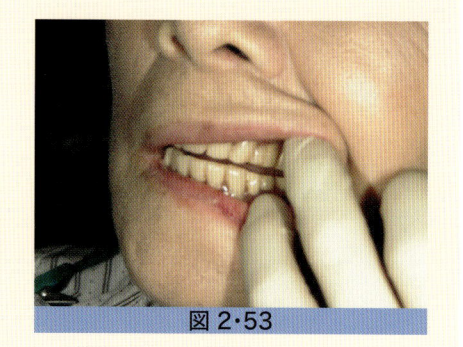

図2・53

たとします．しかしわずかに高い場合に，患者さんが訴える不満は食事のしにくさです．

患者さんからは次のような言葉を聞きます．「食品を噛もうとすると少し早く歯が当たる感じがする」．また「もう少し深く噛み込みたい」とか「もう少し深く噛み込んだらおいしく食べられそうだ」，このような訴えがある場合には，わずかに咬合高径が高いのです．

対 策

咬合高径が高いと診断されたら，咬合を下げるための削合を行います．ベクトル咬合理論では，上顎臼歯の舌側咬頭を機能咬頭として，この咬頭のみを平坦な下顎臼歯咬合面に咬合させます．このような咬合様式では，咬合高径は自由に調整できます．口腔内で上顎では咬頭を，下顎では臼歯の咬合面を平坦に削合して下げます．咬合高径の問題は，食事のしやすさだけでなく，会話にも影響します．そこでこの問題は，次のE節5項でもう一度詳しく解説します．

3 咬合を診査する

咬合調整の不良は，義歯が咬合時に移動を起こしたり，痛みにつながります．したがって「食事がしにくい」，「よく噛めない」という訴えになるのです．

この咬合診査は，これまで説明した痛みのときに行う診査とまったく同じです．上顎義歯の左右第一大臼歯の頰側に，親指と人差し指を当て，タッピングや側方滑走運動を行わせてください．このとき両指にカタカタと義歯が動くのを触知するようでは，安定した咬合が得られていないことを意味します．その場合は咬合調整を行います．

対 策

咬合調整が十分か否かは，義歯のがたつきで判断できます．さらに真に噛める咬合状態とは，先にも述べたように上顎舌側咬頭を平坦な下顎臼歯咬合面に点接触させることです．片側で4臼歯の舌側咬頭の4点が下顎臼歯に咬合しています．そしてそれぞれの咬合圧を厳密に調整することです．詳しくは，3章，義歯作製の4日目に行う咬合調整の項で解説します．

E 会話がうまくできない

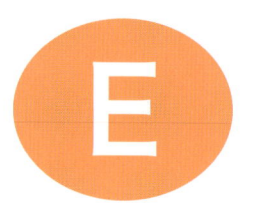

　全部床義歯を入れて，「会話がうまくできない」と訴えられることがあります．会話の機能障害にはさまざまな原因が考えられます．

1 上顎義歯の落下を診査する

　著者の経験で，最も会話や発音障害を起こす原因は上顎義歯の落下です．患者さんは入れ歯が落ちるので，常に噛み締めた状態で発音しようとします．したがって声も小さく，何をいっているのか皆目わからないときがあります．また下顎義歯の浮き上がりでも，「話しにくい」といわれることがあります．しかし下顎義歯の浮き上がりは，痛みや食事のしにくさに直結するので，その不満として訴えられることが多いのです．

対　策

　上顎義歯の落下や下顎義歯の浮き上がりがみられた場合は，義歯の落下や浮き上がりの修復を行います．対策は，本章，B節，C節を参照して下さい．

2 前歯排列を診査する

　天然歯で図2・54に示すようなオーバージェットやオープンバイトの患者さんは，独特の発音になります．これを全部床義歯の患者さんにあてはめると，義歯の調整のために咬合高径を挙上すると，突然前歯の被蓋状態はこれまでとは異なってきます．すると患者さんから「前歯から空気がぬけて発音しにくい」と訴えられることがあります．この不満は慣れに関係することです．ほとんどの患者さんが，痛みがなくなり食事ができるようになるころには，前歯のわずかな隙間から空気が抜けることなどまったく気にしなくなります．痛みがとれたあとも気になるような場合には調整が必要になりますが，患者さんの真意は痛みを早くとって欲しいのです．

　したがって痛みと同時に空気が漏れることを訴えられても，このことに時間をさいて肝心の痛みをとることをおろそかにしたのでは，本末転倒の治療といわざるをえません．この訴えには，「痛みがとれたあとに処置します」といって，疼痛の除去に全力をあげることです．

対　策

　義歯の痛みがとれたあと，患者さんから「どうしても空気が漏れる」という訴えがあれば，前歯の人工歯の排列をやり直すしか方法はありません．

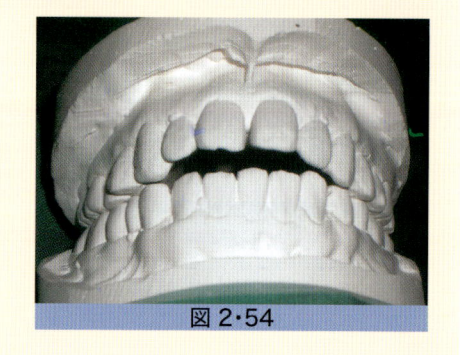

図2・54

またタチツテト，サシスセソ，ナニヌネノなどの発音は，上下顎前歯のバイトやジェットの度合い，また上顎口蓋前部のレジン床の厚さと舌とが関係する問題であることも事実です．しかしこの不満については，前歯排列や床の厚さが特殊でないかぎり，患者さんは慣れてくれるものと思います．ここでは痛みと直接の関係はありませんので割愛します．より詳しくは，ほかの専門書を御参照下さい．

3 口蓋部や下顎舌側のレジン床を診査する

　上顎義歯の口蓋部のレジン床が厚い場合や，下顎前歯部舌側のレジンが厚い場合にも，発音がしにくいと訴えられることがあります．口蓋や舌側のレジン床の厚さは，旧義歯から突然新義歯に変わったためで，これもいわば慣れの問題です．この訴えは一時的なもので，痛みがとれ食事ができるようになったあとでも訴えがあるときに考慮する事項です．

4 上顎義歯の口蓋部後縁を診査する

　上顎義歯の口蓋部後縁（アーライン）は，義歯の安定や使いやすさにとって大事な位置です．ここの許容範囲を超えて床縁を伸ばすと，「話しにくい」という不満がでることは容易に想定がつきます．不満の訴えがあれば，即座に後縁の問題であることに気づくので，調整すると即解決します．

5 咬合高径の高さを診査する

　「会話がしにくい」という不満のなかで，中心咬合位の高径が高すぎることに原因することがあります．

●中心咬合位の高径が高いと，なぜ発音がしにくいのか

　全部床義歯の咬合高径で，下顎安静位のうちで開唇空隙が存在しなくなるまで高くして義歯を作製することはまずありません．この空隙は閉唇空隙と異なり，空隙幅にかなり余裕のある大きな空隙です．しかし患者さんのなかには，少し咬合高径が高くなっただけで「食事だけでなく，会話時に歯が触れて，発音がしにくい」と訴えられることがあります．

●どうして咬合高径が高いと会話がしにくいのか

　4章，咬合理論において中心位の臨床的意味で説明しますが，会話機能時の顎の動きを考えると明らかになります．すなわち会話時の上下顎の歯はカチカチと触れることはありません．それは開唇安静位と閉唇安静位のあいだの開唇空隙内で，顎が会話のための上下運動をしているためです．したがって咬合高径を高くして閉唇空隙を埋めてしまうと，会話時に上下顎歯が触れるようになるため，「会話がしにくい」という訴えになるのです．

　全部床義歯の患者さんではありませんが，咬合高径と会話や咀嚼機能との関係について貴重な経験をしました．ここに提示して考えてみたいと思

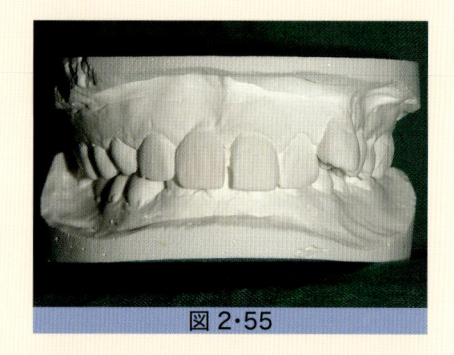

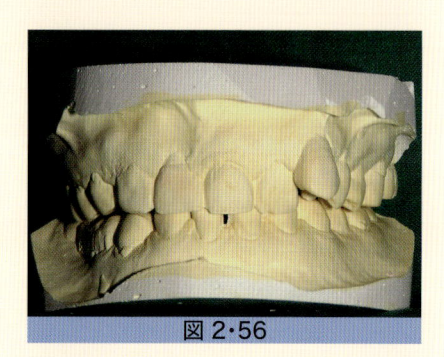

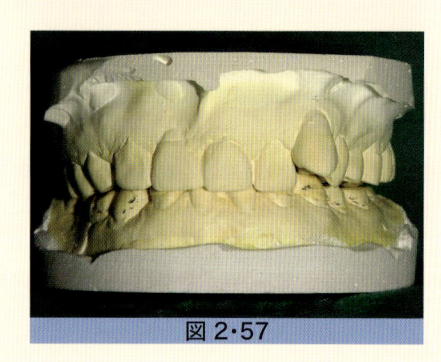

います．

　患者さんは39歳の女性で，図2・55に示すようなディープオーバーバイトを呈しています．常々噛み合わせが低いと思っていたようで，う蝕の治療を機に咬合挙上をはかることになりました．

　咬合挙上は，下顎臼歯咬合面に光重合レジンを添加する方法で行いました．初回は0.5 mmほど挙上し，1週間ほど経過をみました．患者さんから，「噛み合わせは以前よりよくなったので，もう少し高くして欲しい」と要望がありました．そこでその後4回ほどに分けて少しずつ挙上を行い，最終的には図2・56に示す咬合状態にまで挙上しました．咬合高径は初診時より3.5 mmの挙上になりました．

　ところが3.5 mmの挙上処置を行ったあと，1〜2日後から会話時に上下顎歯がときどき接触するのを感じるようになりました．それとともに夜間のくいしばり，左側の片頭痛と肩こりを自覚するようになりました．

　そこで急遽，咬合高径の低下をはかり，咬合が安定した状態を図2・57に示します．この咬合高径は，初診時より2.5 mmの挙上でした．わずか2.5 mmから3.5 mmの1 mmほどの挙上で，患者さんには耐えがたい苦痛が発生したのです．

　では，何ミリ挙上したらよいかを事前に推定することはできないのでしょうか．それを決定するのが安静空隙の幅です．安静空隙幅の広い患者さんでは，ある程度の咬合挙上を行っても症状の出現はまずみられません．

　また臼歯が相当数にわたって治療されている場合には，本来の咬合高径より低くなっていると考えてもよいようです．このような場合の咬合高径の挙上にも多少の余裕はあると思います．

　しかし咬合高径の挙上にとって大切なことは，患者さん生来の高径に戻すための挙上であって，それにより高くするのは意味のないことです．この患者さんが，のちに述懐されるには，「高径の挙上によって，顔が細くなるのではないか」という期待があった，とのことでした．

　著者の経験では，咬合挙上で許容範囲を超えた場合に，女性では会話時の歯の接触以外に，頭痛や肩こりのような顎関節症状，ブラキシズムの症状などの出現がみられるのに対し，男性では歯の接触やブラキシズムの症状がみられても，顎関節症の症状の出現は少ないようです．

　全部床義歯の患者さんで，咬合高径の挙上によって最初に発生する症状は痛みです．もし調整によって痛みが抑えられたら，次に発生するのは，これまで説明したような会話や食事のしやすさに関する症状であろうことは想像にかたくありません．

　これまで述べたように，発音がしにくい場合には，患者さんの訴えをきくと原因がわかり，ほとんど解決できます．ただ咬合高径については，顎位診断器によって診査することも一法です．

図2・55

図2・56

図2・57

F 頬や唇を噛む

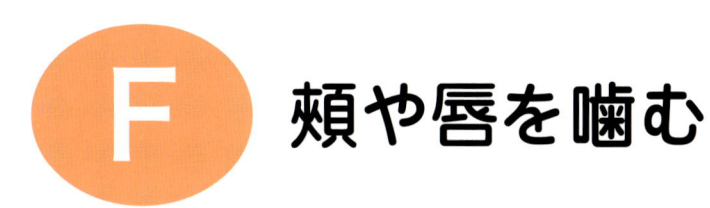

　患者さんに，「食事中に頬や舌，唇を噛む」と訴えられることがあります．その原因はいくつかあります．ときどき噛んで傷ができる場合には，傷のできた頬や舌の位置から，原因歯の咬合関係を推定します．そして次の診査を行い，改善をはかります．

1 咬合を診査する

　咬合調整が十分にできていないと，「よく唇や頬を噛む」と訴えられることがあります．このようなときに頻繁に噛む部位は，口角に近い下唇や下唇の内側の粘膜，そして舌です．

●なぜ咬合調整不良の義歯では，口角部の口唇や舌を噛むのか

　それは咀嚼のたびに義歯が浮いたり動いたりして痛みが発生すると，唇や頬，また舌の筋肉を使って義歯を安定させようとするためです．ところがこれらの筋肉は，咀嚼時に義歯の安定をはかるような作用を本来有していません．しかも咀嚼のたびに義歯がどのように動くかまったくわからず，また痛みがいつ発生するのか不明です．したがって通常の咀嚼時にはたらく筋肉の作用と，義歯の安定をはかろうとする作用とがゴチャゴチャになり，思わず唇や舌を噛んでしまうことになるのです．

対　策

　咬合調整を行います．咬合調整の方法は A 節等で説明したとおりです．また 3 章，義歯作製の 4 日目で詳しく解説します．

2 左右の咬合高径を診査する

　右側と左側の咬合高径に違いがあり，いずれかが低いと低い側の舌側縁を噛むことがあります．舌といっても，舌の側面を噛むことはありません．ほとんどは舌下面から口腔庭への移行部のやわらかい粘膜です．

　左右の咬合高径の違いは，これまで説明した咬合調整の不良といえます．咬合紙の圧痕状態によって診査し，咬合調整によって回復をはかります．

3 咬合高径の低下を診査する

　必発するものではありませんが，咬合高径が低い場合に，「頬や舌を噛む」と訴える患者さんがあります．また咬合高径が低いと口角炎を起こし，口角がただれる患者さんがあるので，そのことも併せて観察することも大

頬や唇を噛む

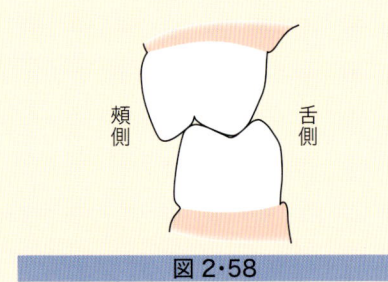

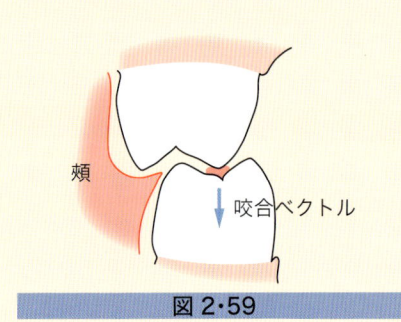

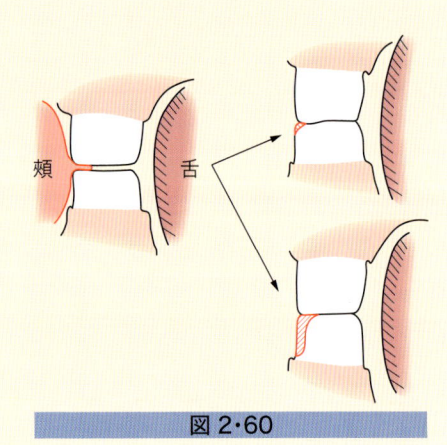

切です．

　咬合が低いと診断された場合には，義歯の咬合面に即時重合レジンを添加して，歯冠長を伸ばし，咬合の挙上をはかります．

4 臼歯の咬合関係を診査する

　臼歯部の咬合状態を前額断でみると，図2・58に示すように上顎歯の頬側咬頭が下顎歯より半咬頭頬側にずれています．なぜこのような咬合状態で咬合が完成するのでしょうか．

理由-1　上顎舌側咬頭を機能咬頭として，それが下顎臼歯の咬合面中央に咬合することです．つまり図2・59に示すように食品を破砕するとき，下顎臼歯咬合面中央に食品を置くと，ここに加わった咬合力は下顎臼歯の歯軸に沿って根尖に加わります．このときの咬合力から発生する側方ベクトルはありません．したがってこの咬合状態で食品を破砕するときに，最大の咬合力を食品に加えることができます．

理由-2　上下顎臼歯の半咬頭のずれは，図2・59に示すように頬を下顎臼歯より半咬頭外側に離すことによって，咀嚼運動時に頬を噛むことを回避しています．

　この基本的な上下顎歯の咬合から逸脱した位置関係になると，頬や舌を噛むことになります．

対　策

　人工歯の頬舌的な位置関係に原因がある場合には，咬合状態をみれば簡単に判断できます．その状態は，図2・60にみられるような上下顎歯の咬合になっています．このような状態から頬を噛まないようにするには，下顎臼歯の頬側咬頭を丸く削って，研磨をかけるだけで解決することがあります．それでも噛むときは，下図のように頬側面を削り落としてしまうのも一法です．

　また咬合調整時に，カーボランダムポイントで削合したままで研磨しない場合には，削合した粗造面が粘膜を巻き込んで噛むことがあります．したがって咬合調整後の咬合面は，シリコンポイントで丹念に研磨しておくことが大切です．

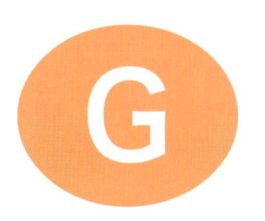

G 潜在する審美的不満

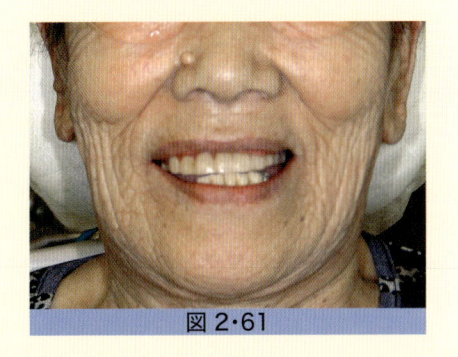

　全部床義歯を装着した患者さんが訴える不満の大部分が，痛みであることは論を待つまでもありません．しかし著者はその裏に，患者さんが口に出せない不満があることを時々感じています．

●審美的な不満

　誰でも「美しくありたい」という欲求は男女を問わず心底にあります．これを満足させるのが前歯です．たとえばある歯科医院で全部床義歯を入れた患者さんが来院したとします．拝見すると図2・61に示すように，正中線と前歯正中がずれているだけでなく，中切歯が斜めに傾斜していることがあります．また少し前突である，というようなことは時々目にすることです．

　どうしてこのような義歯になったのでしょうか．それは咬合採得の失敗と，ワックス義歯の試適段階で修正しなかったためです．完成した義歯になって，はじめて歯科医師が気づいても修正できません．このような義歯を入れられた患者さんは，おそらく何らかの不満があると思われます．まして患者さんの口元が天然歯時代より醜くなったら，少なからず不満が出ます．しかし患者さんは，それをどのような言葉で表現したらよいかわからないのです．ほとんどの患者さんは，「保険でつくったのだから仕方がない」と審美的な不満はあきらめてしまいます．患者さんによっては「前歯が曲がっているから直してほしい」というでしょう．でもいわれた先生は，「保険の義歯だからこんなものです」といわれるのではないでしょうか．しかしこのような不満が患者さんにあると，信頼関係に少なからず影響するのではないでしょうか．

　その潜在する不満が，さまざまな別の不満の言葉として返ってくることがあります．たとえば前突になった場合には，「前歯の隙間から空気が漏れる」とか，歯が大きくなったり義歯が少し厚くなると，「厚さが気になって会話がしにくい」など些細な不満を訴えられることになります．このような現象は，先にも述べたように慣れの問題です．

　患者さんは，前歯が審美的に美しくなれば，隙間からの空気の漏れは不満として決して訴えません．もっといえば，わずかな痛みなら我慢してくれます．すると，そのうちに痛みは解消していきます．なぜなら顎堤は義歯の粘膜面に適合するように変形するからです．

図2・61

潜在する審美的不満　41

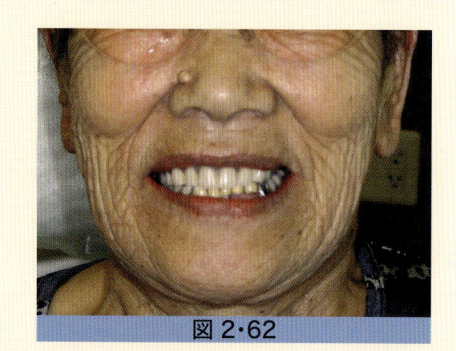

●全部床義歯では，前歯は自由に排列することができる

　前歯排列のなかで審美性に最も影響するのは人工歯の排列です．次いで歯冠形態です．色調はどちらかといえば二の次です．このことは全部床義歯にかぎらず，前歯を前装冠などで補綴する場合にもいえることです．色調は二の次といいましたが，決して無視してもよい，ということではありません．シェードガイドの A2 と A3 の違いにこだわるよりも，排列や形態を重要視したほうがよいということです．

　せっかく全部床義歯で自由に前歯排列ができるなら，患者さんの顔貌，患者さんのもつ雰囲気，そして口元にマッチした前歯排列になるように，徹底的にこだわって修正することが大切です．図 2・62 は，図 2・61 に示した患者さんの上顎義歯をつくり直したものです．前歯排列を修正できるのはワックス義歯の試適の段階です．

　技工所から届いたワックス義歯は，ただ 6 前歯を錦帯橋のように円形に排列したにすぎないものが多いのです．このワックス義歯を口腔内に試適し，前歯排列を修正します．

　前歯排列は歯科医師の美的感覚や排列のセンスによって異なってきます．したがって正解というものはありません．要は患者さんがどれだけ満足してくれるか，ということです．それにはまず歯科医師自身がみて「よい口元になった」という思いがなければ，患者さんは決して満足しないのです．

　前歯排列と口元の調和は，歯科医師の美的感覚に依存し，前歯排列を常にベストにする定説はないのです．患者さん一人ひとりで最適条件が異なります．したがってよい口元をつくるためには，歯科医師が前歯排列を審美的要因と考えて，どれだけ患者さんにトライしたかにかかっているのです．

　技工所から届いた義歯の排列をそのままにしていては，いつまでたっても患者さんの喜ぶ笑顔をみることはできないでしょう．義歯作製の工程でワックス義歯の試適日を 1 日設ける理由は，前歯排列の変更を試みて，顔貌や笑顔の変化をみるためです．前歯排列を修正してみて下さい．患者さんの雰囲気が驚くほど変わります．

図 2・62

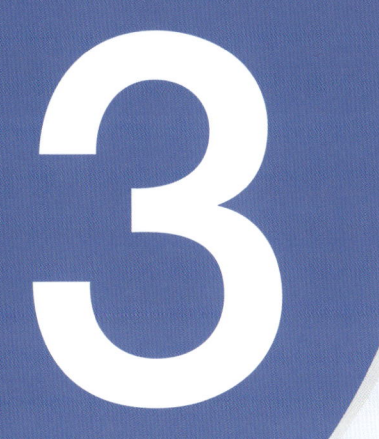

3 4回の来院で義歯を完成させる

義歯作製のフローチャート

1日目
1. 印象採得
2. 骨隆起部の確認
3. 咬合採得印象
4. 技工作業：模型の咬合器付着と咬合高径の決定
5. 技工作業：咬合床の作製

2日目
6. 咬合採得
7. 技工作業：人工歯の排列

3日目
8. ワックス義歯の試適
9. 技工作業：レジン重合による義歯の完成

4日目　義歯完成
10. 新義歯の試適と床縁修理
11. 咬合調整
12. 新義歯のリベース

アフターケアとメインテナンス
13. 新義歯使用後の不満
14. 新義歯の装着と管理

患者さんは，「義歯を1日でも早く入れたい，そして若いころのようになんでも食べ，思い切り話し，大きな口を開けて笑いたい」と願っています．とはいうものの，1回の来院で，その場で簡単に全部床義歯ができるわけはありません．
　一方，歯科医師側にとって，顎堤のない患者さんに，痛みもなく咀嚼ができ，満足する口元を回復した全部床義歯をつくることは，至難の業です．加えて，現行の医療保険の制約から採算性を考えると，チェアータイムを短く，装着後の不快症状の調整日時をいかに少なくするかということが課せられています．このことは，とりもなおさず痛みがなく，なんでも噛める義歯をいかにつくるか，という1点に尽きます．

　そこで本章では，「痛くない義歯を，どのようにつくるか」ということを目的に，著者が行っている方法を紹介します．
　著者は，4回の来院で義歯を完成させるようにしています．ここで紹介する方法の特徴は，まず咬合採得に，従来法とはまったく異なる新しい方法，すなわち咬合採得印象法を用いていること，咬合調整にベクトル咬合理論で提唱しているリンガライズドオクルージョンとグループファンクションの咬合様式を用いていること，そして最終日にリベース処理をすることです．新義歯装着日にリベースをする，というと「エー？」と思われるでしょう．
　林　都志夫先生の全部床義歯作製の講演記録のなかに，こんな言葉があります．「全部床義歯は，でき上がって装着した瞬間の患者さんの装着感が，義歯の予後を左右します．そして装着感を決定するすべての要素は咬合にあります」ということです．このことは林先生だけでなく，多くの先生方に共通する認識でもあります．著者も，全部床義歯の装着にあたり，咬合調整によって義歯が安定するか否かが，義歯の予後を左右する最大の因子であると思っています．そこで咬合調整後に行うリベースは，まさしく咬合調整の最後の総仕上げにあたるのです．
　どんな義歯も時間がたてば，顎堤と義歯床面とが合わなくなります．するとリベースを行うことになります．とすれば義歯装着日にリベースすることに，なにか問題があるのでしょうか．このリベースによって患者さんの装着感はがらりと変わるのです．

　全部床義歯の作製にベストといえる方法はありません．患者さんの顎堤が個々に異なるように，義歯成功のポイントもそれぞれ異なるのです．

1日目 印象採得と咬合採得印象

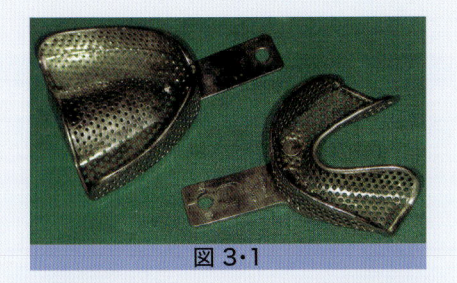

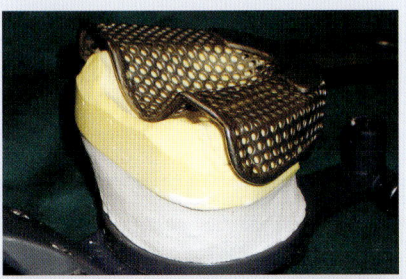

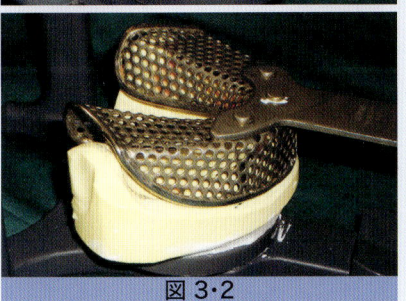

1 印象採得

a トレーの選択と試適

全部床義歯の印象には，一般的に無歯顎用トレーが用いられます．しかし著者は無歯顎用トレーは使用しません．図3・1に示すような有歯顎用の全顎トレーを使用します．なぜ有歯顎トレーを用いるかというと，歯肉頬移行部を超えた位置まで印象したいことと，もう1つの最大の理由は，下顎義歯の舌側後縁を十分印象したいためです．この部を無歯顎用トレーで確実に印象するには，トレーの舌側後縁部をユーティリティワックスなどで形態修正しなければなりません．しかしトレーの形態修正には技術を必要とし，さらに義歯になったときに真の舌側後縁となるかどうかの保証はありません．だとすればアルギン酸印象材の印象圧のみで印象した舌側後縁のほうが，はるかに真の形態に近いと考えることができます．またトレーの形態修正をする手間が省けることから，有歯顎用のトレーを用いています．

実際のトレーの試適は口腔内で行いますが，要点は，図3・2に示すように上顎トレーは上顎結節まで十分に含んでいること，下顎トレーはレトロモラーパッドを含んだ範囲まで印象できる大きさであることを確認します．

b 印象採得

印象に入る前に患者さんの体位について説明します．

背板の角度は60〜70度前後の座位とします．次に按頭台の角度を調整して，頭をそらせて顎が上がらないように，また口を開けたときに下顎咬合面がほぼ水平になるように固定します．

次に印象採得に入ります．

有歯顎トレーを用いて失敗なく印象を行うコツは，アルギン酸印象材を少しかために練ることです．どの程度のかたさかというと，印象材を盛ったトレーを逆さまにして，ゆっくり振ってもこぼれない状態です．トレーを傾けると，印象材が重力で垂れ下がるのはやわらかすぎます．

次に上下顎の印象採得の要点を記します．

図3・1

図3・2

印象採得と咬合採得印象　45

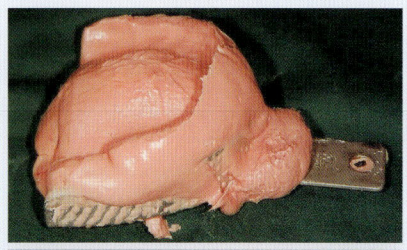

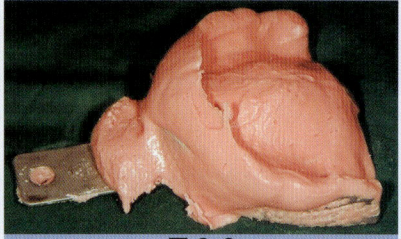

図3・3

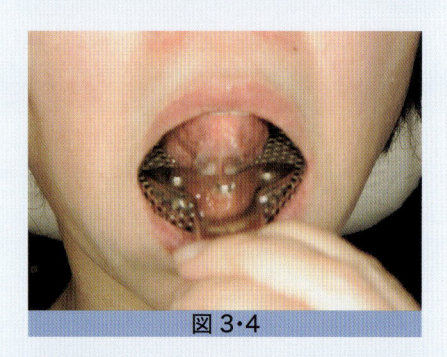

図3・4

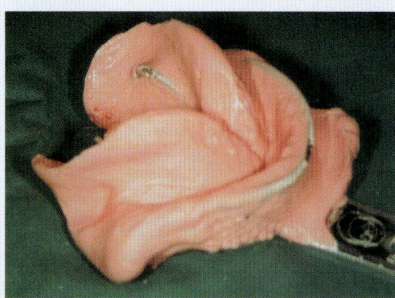

図3・5

● 上顎の印象採得の要点

要点-1 トレー中央が山盛りになるように盛りつけます．

要点-2 印象材の残りを指先に取って，あらかじめ口蓋の凹陥部に塗りつけておきます．

要点-3 トレーは後方から押し込みます．すると印象材の余剰が前歯部に出てきます．

要点-4 この余剰部を上唇で巻き込み，歯肉唇移行部や歯肉頰移行部に押し込むようにします．

要点-5 トレー全体を顎堤と平行になるようにして，深く抑え込むように押し込んで印象します．

上顎の印象採得したものを図3・3に示します．この印象では，前歯部の義歯床縁部の印象不足がみられます．しかし印象不足はあとで回復できるので，気にしないで次に進みます．

● 下顎の印象採得の要点

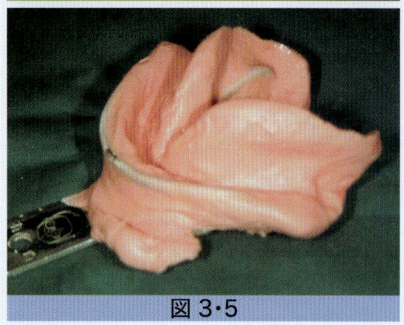

要点-1 図3・4に示すように，あらかじめトレー試適の段階で，患者さんにトレーの間から舌をあげる訓練をしておきます．

要点-2 トレーの両後端が山盛りになるように盛りつけます．

要点-3 印象材を盛ったトレーを口腔内に入れると同時に，舌をあげるように合図しながら押し込みます．すると印象材は舌側後縁部に入っていきます．

要点-4 前歯部に出た余剰の印象材は，上顎の印象時と同じように，下唇で巻き込んで前歯部の歯肉唇移行部に入るようにします．

要点-5 トレーを歯槽堤と平行に保ちながら，深く抑え込んでいきます．

下顎の印象採得したものを図3・5に示します．下顎の舌側後縁部が深く後方まで印象されていることが大事です．

上下顎の印象採得で最も大切な部位は，下顎舌側後縁部です．この部位がしっかり印象されていれば，そのほかの部位は多少不十分でも，後日の処置で修復できるので，再印象の必要がありません．

2 骨隆起部の確認

骨隆起が存在すると，義歯床がこの部を圧迫して痛みが発生します．そこで模型上で隆起部をリリーフして義歯を作製するか，本義歯になってから隆起床の床面を削除します．すなわち義歯床と骨隆起部との間にわずかなスペースを設けることによって痛みが解消できるのは周知の事実です．

● では，どのようにして骨隆起を探るのか

ほとんどは触診によって診査します．パノラマエックス線写真でも判断

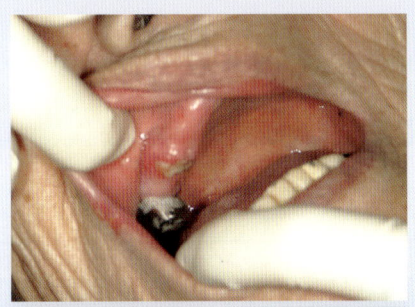

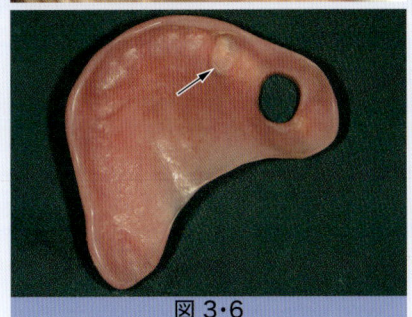

できますが，その診査範囲は歯槽頂にかぎられます．下顎小臼歯部の舌側によく存在する骨隆起や，上顎口蓋中央部や頰側にある骨隆起は触診によらないとわかりません．したがって触診で骨隆起の範囲をつかんでおけば十分です．

●残根上義歯に対する配慮

骨隆起と同じような配慮を要するものに残根があります．図3・6に示すように，残根上に義歯を作製することはよくあることです．とくに下顎犬歯をはじめとする前歯は最後まで残存する場合が多いことから，全部床義歯では残根上義歯となることがあります．

残根上義歯の問題点は，残根と義歯床を接触させると，この点を支点としたシーソー現象が起こり，義歯の安定が悪くなることです．

骨隆起部のリリーフは，義歯床と骨隆起部の接触による痛みの発生に対する防御ですが，残根部に対するリリーフは義歯安定のために行うものです．義歯装着時に，義歯床内面の残根部を図のように削除するのも一法です．

図3・6

3 咬合採得印象

咬合採得印象という用語は耳慣れない言葉だと思います．一般的な咬合採得法の手順は，まず上顎の咬合堤のワックスを削除して，上顎咬合床の咬合平面をカンペル平面に平行に合せます．次いで下顎安静位における鼻オトガイ間距離を測っておいて，その距離に合うように咬合堤を削合します．そして鼻オトガイ間距離と，咬合床を装着した場合の鼻オトガイ間距離が同じになったら，さらにここから安静空隙分として咬合堤を2〜4mm削合して中心咬合位とします．

著者は，全部床義歯の失敗のおもな原因が，咬合採得にあると思っています．なぜなら，このような複雑なワックス操作を完璧に行うことは，なかなかできないからです．この操作で左右の咬合堤の高さが少しでも違ったり，ワックスの軟化の度合いが違ったりすると，中心位と中心咬合位が垂直的・水平的に狂った状態で咬合採得されることになります．したがってその後の技工操作をいかに厳密に行っても，決して安定する義歯にはならないのです．

そこで著者は，このような煩雑で失敗の多い咬合採得法を根本から考え直し，中心咬合位の顎位を直接採得できる簡単な方法を開発しました．それが咬合採得印象法です（その臨床的根拠は，4章で説明します）．

ここでは咬合採得印象の手法と手順について説明します．

a 中心位への誘導

咬合採得印象を行う前に，必ず行うことがあります．それは中心位への

印象採得と咬合採得印象　47

誘導です．理由は，ほとんどの患者さんで，程度の差はあるもの習慣的な中心咬合位が真の中心位と一致していないためです．このずれた中心咬合位が習慣になっていると，そのままの顎位で咬合採得したのでは決して噛める義歯はできません．

咬合採得印象の前に患者さんに行う中心位への誘導とは，いったん真の中心位に近い顎位へ顎を誘導し，その位置で開閉口運動を行うことを覚えてもらうことです．そのために行うのが中心位への誘導です．

中心位への誘導法には，いくつかの方法がありますが，著者はおもにオトガイ誘導法を用いています．ただし頑固な前噛み癖や顎関節に症状のある患者さんの場合には，ヒポクラテス変法を用いて誘導するようにしています．

どのような手順で中心位へ誘導するかについては，咀嚼咬合論を御参照下さい．

b 咬合採得印象

咬合採得印象を行うには特殊なトレーが必要です．図3・7に咬合採得トレーの写真を示します．

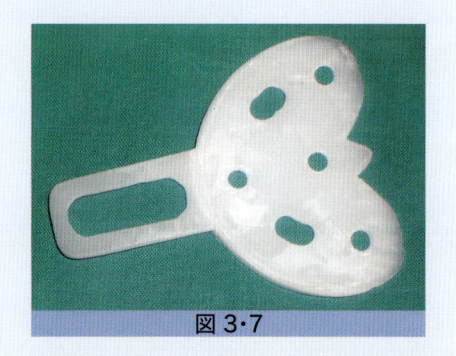

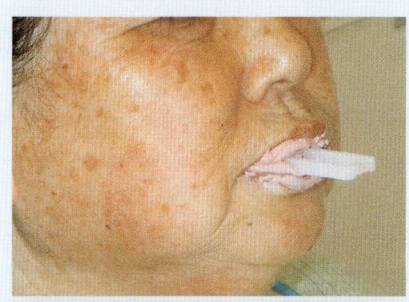

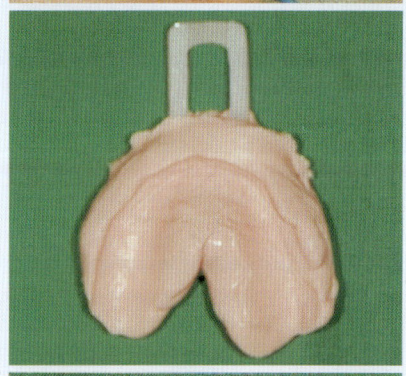

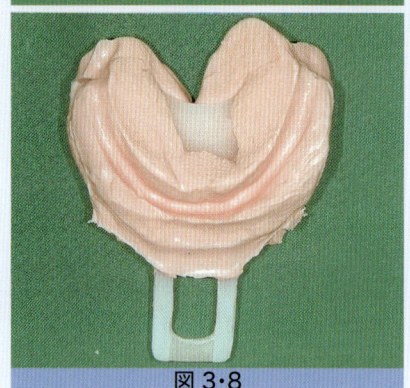

●咬合採得印象法の術式

1．背板は食事をする姿勢と同じように，ほぼ垂直に近い状態とし，患者さんにはリラックスしてもらいます．

2．中心位への誘導を行い，顎がリラックスして開閉口運動ができるようにしておきます．

3．咬合採得トレーを試適します．

試適時，患者さんに要領を得てもらうことは，

- 舌先をトレー後縁の突起部に当てながら，口を閉じてもらいます．
- 閉口に際しては，顎堤をトレーの底面に触れさせない状態で，多少閉口位になるような顎位で止めてもらいます．そして患者さんには，その顎位に噛み込む程度を覚えてもらいます．
- 術者も，顎の噛み込んだ位置を視覚的につかんでおきます．

なぜ，わずかな閉口位で咬合採得印象を行うかというと，この顎位はかぎりなく中心位に近い顎位だからです．深く噛み込みすぎると，下顎頭が後退位に移動する危険があります．また開口位では，下顎頭が少なからず前下方に移動します．したがって咀嚼運動の終末位となる中心咬合位の顎位とは異なることになります．

以上の事柄を事前に行ってから，咬合採得印象を行います．

4．咬合採得トレーの両面に，かために練ったアルギン酸印象材を盛ります．これを口腔に入れて，先ほど確認した閉口位まで噛み込ませて，上下顎の歯槽頂の印象をとります．

図3・7

図3・8

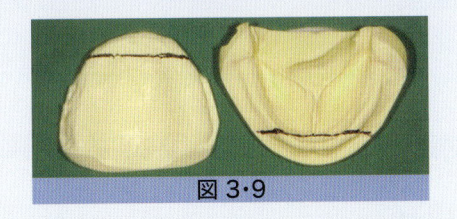

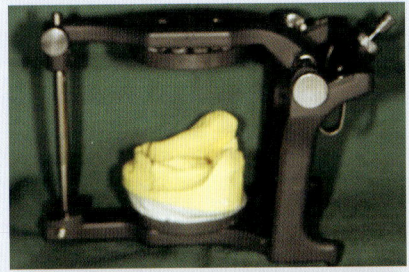

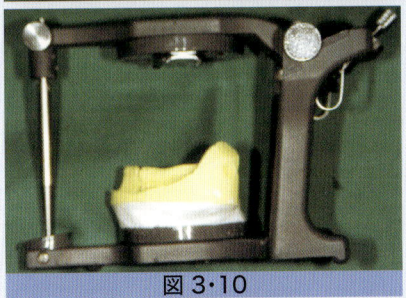

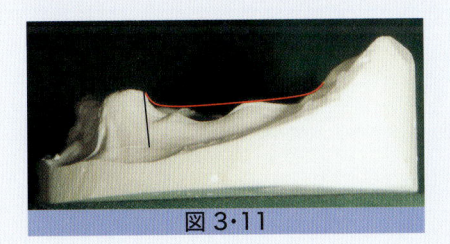

5．印象材が硬化したら取り出し，上下顎の模型に合うよう余剰な印象部を削除します．

調整の方法は次の操作で説明します．図3・8 に咬合採得印象を行っている患者さんの写真と，咬合採得印象したものを示します．

繰り返しになりますが，大事なことは，トレーの後縁中央の突起部を舌先で触れながら噛み込むこと，そして上下顎の顎堤は印象材の中間にあって，わずかな閉口位の顎位になること，顎堤がトレーに接触しないことです（咬合採得印象法の臨床的意義については，4章であらためて解説します）．

4 技工作業：模型の咬合器付着と咬合高径の決定

a 咬合採得印象を介して模型の咬合器付着

採得された咬合採得印象を介して上下顎模型を咬合器にマウントする操作を行います．次にその手順を示します．

操作-1 上下顎の模型に，図3・9 に示すように犬歯排列相当部にマジックでラインを引いておきます．

なぜ犬歯排列相当部にマジックでラインを引くのか 咬合平面とは，これまで説明したように，$\frac{7-4|4-7}{7-4|4-7}$ で成立する平面です．したがって全部床義歯の咬合平面は，臼歯部の歯槽堤と平行関係になっていることが大切です．そこでラインを引く意味は，ラインより後方が臼歯部であることを視覚的にはっきりさせること，そしてこの歯槽堤を咬合器の下顎フレームと平行にして，模型をマウントするためです．

操作-2 下顎模型を咬合器にマウントしておきます．このとき大事なことは，図3・10 に示すように下顎模型の臼歯部歯槽堤（$\frac{6\,5|5\,6}{6\,5|5\,6}$ 排列相当部）を，咬合器の下顎フレームに平行にしてマウントします．

患者さんのなかには，図3・11 に示すように，歯周疾患のために抜歯したあとの歯槽が，凸凹した顎堤を呈することがあります．そのような場合は，骨吸収の激しい部位が，本来の歯槽堤であったと仮定したラインを想定し，このラインと咬合器の下顎フレームとを平行にしてマウントします．

図3・9

図3・10

図3・11

印象採得と咬合採得印象　49

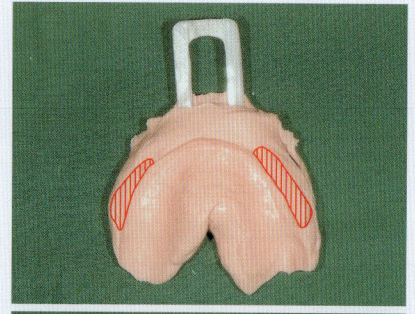

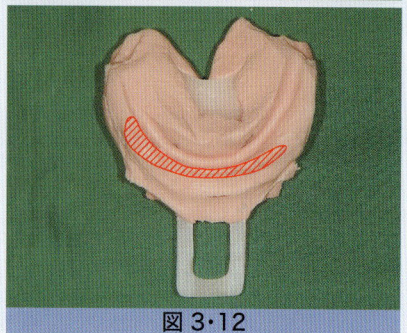

操作-3 咬合採得印象したものを模型に合わせます．このとき印象の歯肉頬移行部がオーバーになっているため，これが模型に当たって印象面と歯槽堤が密着しないことがあります．そのときは図3・12に示すように，歯肉頬移行部の余剰部をカッターで切除して適合させます．そして上下顎の模型と印象面の適合を確実にしておきます．

操作-4 図3・13に示すように，咬合器上の下顎模型に咬合採得印象を重ね，さらにこれに上顎模型を適合させます．このとき咬合器のインサイザルピンは外しておきます．次に上顎模型をマウントしますが，上顎フレームの傾きは咬合採得トレーの把柄の傾きと一致させます．

操作-5 上顎模型をマウントして石膏が固まったら咬合採得印象を外し，インサイザルピンを戻しておきます．

b 咬合高径の決定

上下顎の模型が咬合器に付着した状態を図3・14に示します．この状態の上下顎模型は多少噛み込んだ閉口状態になっています．この状態からインサイザルピンをあげて上顎歯槽堤と下顎歯槽堤の平行性をみながら，中心咬合位の顎位を直接決定します．

咬合高径の決定は，図3・15に示すように咬合器上で，上下顎臼歯部の歯槽堤が平行となる高さをつくり出すことです．その顎位が中心咬合位となります．なぜこのような方法で直接咬合採得できるのでしょうか．その臨床的根拠は，4章で説明します．

c 基礎床外形線と骨隆起部の記入

中心咬合位の咬合高径が咬合器上で決定したあと，模型に基礎床の外形線を記入します．有歯顎用のトレーを用いて採取された模型は，歯肉頬移行部を超えた部分まで印象されて模型になっています．したがって可動歯肉と固定歯肉の移行部を目で判断しながら外形線を記入します．

もし境界が不明瞭で，外形線が移行部を超えて床が大きくなっても，また外形線が歯肉頬移行部より内に入って床が小さくなっても，問題はあり

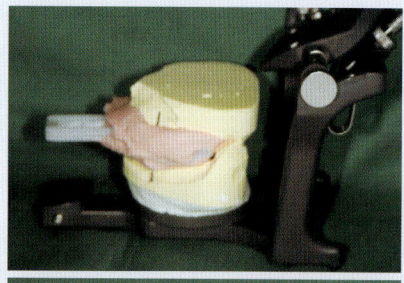

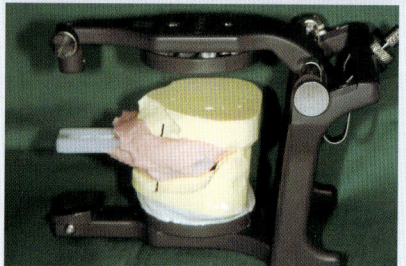

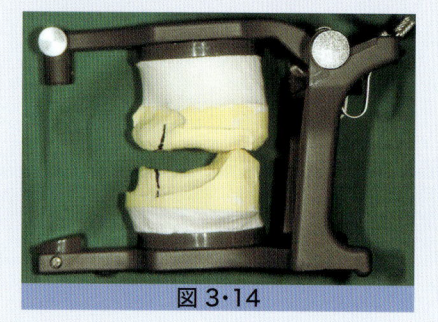

図3・12

図3・13

図3・14

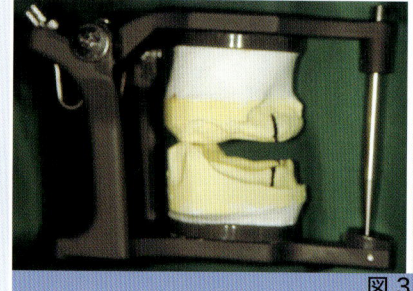

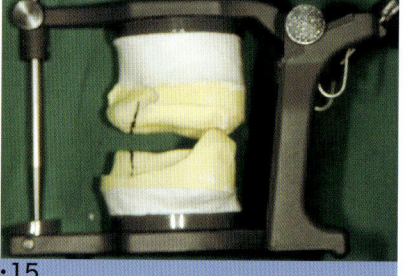

図3・15

図3・16

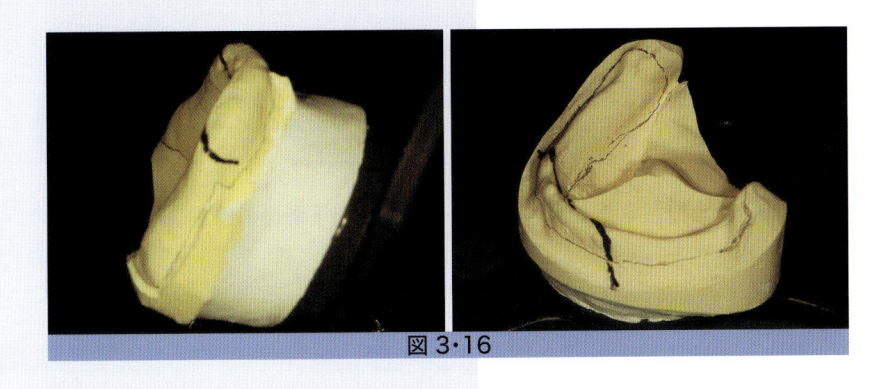

ません．あとの処置で修正できます．図3・16に床縁の外形線を記入したものを示します．

次に事前に触診によって診査しておいた骨隆起部に範囲を模型に記入します．

5 技工作業：咬合床の作製

a 基礎床の作製

先に記入した外形線にしたがって基礎床を作製します．著者は基礎床の材質は通常のトレーレジンを用いています．基礎床の作製に特別な精度をもったレジンを使用する必要はないと考えています．

基礎床の作製の終了後にパラフィンワックスの咬合堤を付与して，咬合床を完成させます．

咬合床の作製で大切なことは，下顎の咬合堤と歯槽頂の位置関係，すなわち咬合堤の頰舌的位置をどうするか，次に咬合平面をどのレベルに設定するかの2点です．

●下顎の咬合堤をどのように設定するか

下顎基礎床の形態は顎堤によって決まりますが，実際に人工歯の排列位置となる臼歯咬合堤をどこにつくったらよいのでしょうか．

臼歯咬合堤の位置にはいろいろな考え方がありますが，著者は，図3・17に示すパウンドラインに従ってつくっています．なぜパウンドラインに臼歯排列を従うかというと，咀嚼運動時に臼歯部のある一点から加わった咬合力を義歯全体で負担するには，この排列位置が咬合力学的に最も安定しているからです．

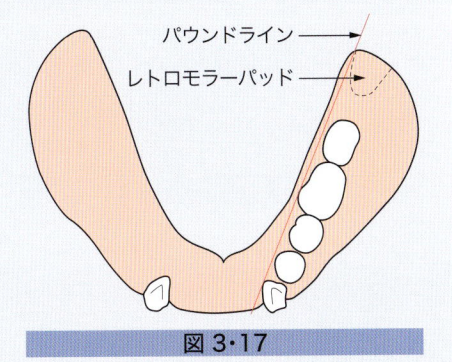

パウンドライン
レトロモラーパッド

図3・17

印象採得と咬合採得印象　51

す写真は，咬合器上に戻したものです．咬合堤につけた刻み線が咬合器上でも一致していることを示しています．

このように咬合採得印象法の最大の利点は，咬合採得で最も大切な中心位と中心咬合位の一致した顎位が，採得されたか否かをその場で検証することができることです．

● **上下顎の咬合床がぴったり一致しないとき**

このような状態は，咬合採得印象が中心位の顎位で印象されなかったことになります．その場合，咬合採得印象をやり直して，模型を再マウントし，咬合堤をつくり直したほうが，よい結果が得られます．しかし上下顎の咬合床が一致しない場合でも，その場で修正できます．詳細は，4章で説明します．

● **上下咬合床が一致していても，中心咬合位が少し低いと感じられたら**

従来の方法では，咬合堤にワックスを追加して咬合を挙上しなければなりませんでした．しかし本法では咬合堤のワックス操作をする必要はありません．

中心咬合位が低いと感じたら，インサイザルピンを必要な分だけ挙上させて，正しい中心咬合位の顎位とします．上下顎の咬合床の適合がよいかぎり，次のステップに進んでも問題はありません．なぜなら，咬合器上のわずかな挙上は，顎運動のうちの蝶番運動の範囲内だからです．

● **中心咬合位が少し高いと感じられたら**

従来の方法では，口腔内でワックスを削って軟化し，噛ませて咬合高径を下げなければなりませんでした．しかし本法はその必要はありません．まず必要な分をインサイザルピンで下げ，それに合うように咬合器上でワックスを削り，そのまま次の技工操作に入ります．

ベクトル咬合理論の下顎臼歯咬合面は，最終調整時には平面となります．したがって咬合高径を低くするのは，本義歯になっても調整が簡単にできます．ワックス義歯の段階では，咬合高径が若干高いと感じられる状態で次の操作に移ったほうがよい結果が得られます．

c 前歯部咬合堤の修正

咬合床において中心位と中心咬合位が一致していることが確認されたら，咬合採得としてもう1つ行わなければならない事項があります．それは前歯部咬合堤の修正です．

技工士さんがつくる咬合堤は，図3・22に示すように$\frac{7-4}{7-4}|\frac{4-7}{4-7}$の咬合平面を前歯部までストレートに延長した平面形状になっています．したがって前歯部の咬合堤については，リップラインやスマイルラインと切縁の関係や，前後的な位置や傾斜などについて，患者さんにマッチしたものに修正することです．

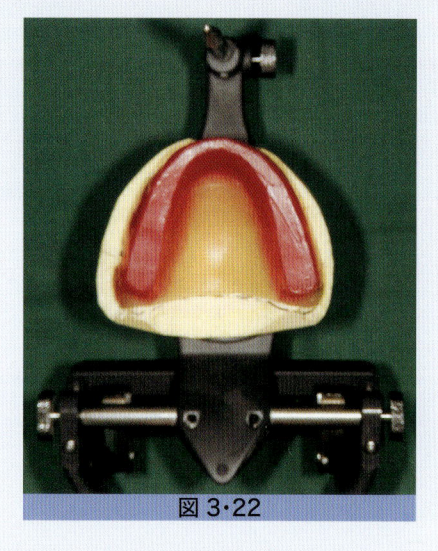

図3・22

この修正は，人工歯排列が終わったワックス義歯の試適段階でも行うことができます．しかしこの咬合堤の段階で修正しておくと，ワックス義歯での人工歯排列の修正は簡単に終えることができます．

　前歯部咬合堤をどのように修正するかは，さまざまな専門書に記載されているので，ここでは省略します．

　最後に咬合堤に正中線と口角線を記入します．そのほかの咬合採得時に行う事項は，義歯の安定とは関係がありません．

7 技工作業：人工歯の排列

　咬合採取得が完了したら，次に人工歯排列を行います．人工歯排列にあたり大事なことがあります．

a 咬合床の挙上

　人工歯排列に先立ち，咬合器上で行うことがあります．それはインサイザルピンを1mm挙上することです．その理由は，本書で記載する咬合採得印象法は，これまでも説明したように，咬合採得において直接中心咬合位の顎位を求めることにあります．

　この咬合高径が決定して人工歯排列のあとに，ベクトル咬合理論に則って咬合面を削合すると，咬合高径が本来の顎位より低くなってしまいます．

　なぜなら著者が臨床で使用する臼歯は30～33度の人工歯です．その人工歯の削合調整時に，まず上顎臼歯の舌側咬頭頂を丸く削ります．次いで下顎臼歯咬合面を調整して平坦にします．そのため咬合高径は人工歯排列時より低くなるのです．そこで人工歯排列に先立ち，インサイザルピンを挙上して，削合で低下する分をみておく必要があります．

　インサイザルピンを1mmあげると，図3・23に示すように臼歯部の咬合堤間には隙間ができます．この隙間は下顎の人工歯排列で埋めるようにします．なぜ下顎臼歯で間隙を埋めるように排列するかというと，咬合調整では，おもに下顎臼歯を削合して咬合を整えるからです．したがって咬合高径の低下分を下顎臼歯の排列で補正しておく必要があります．

b 人工歯排列の手順と根拠

　著者は人工歯には，30～33度の臼歯を用いています．そして1歯対2歯の排列に従います．

●人工歯排列の順序

手順-1　両側の下顎第一大臼歯からはじめます．まず下顎模型上で第一大臼歯の位置を決定します．理由は，第一大臼歯は咬合構築や咀嚼運動の主役をなすからです．

　第一大臼歯の排列は，もとの萌出位置である必要はありません．本来第

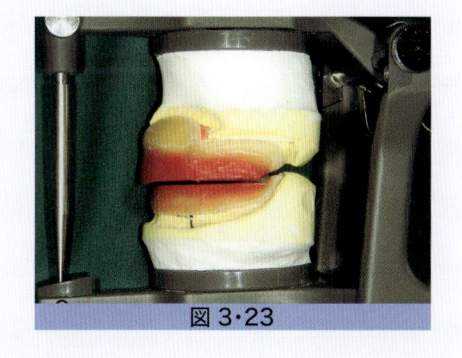

図3・23

咬合採得　55

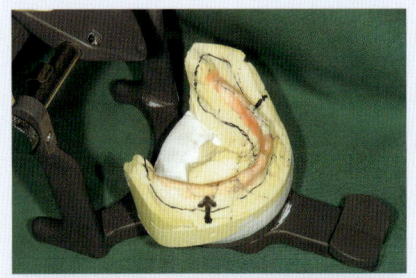

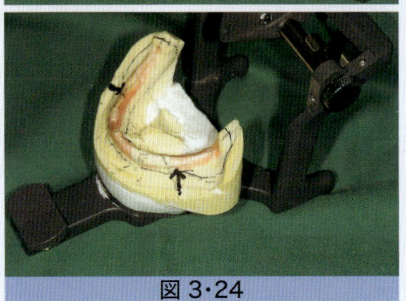

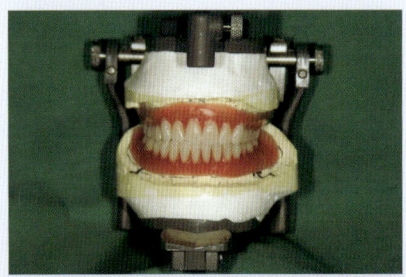

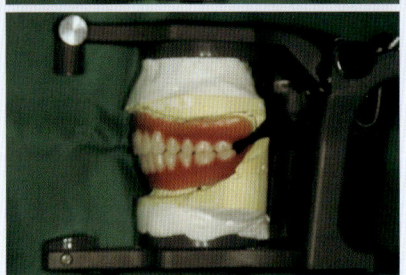

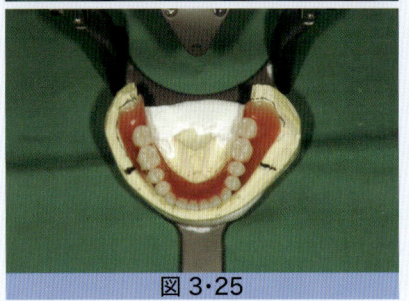

一大臼歯の存在した近辺で，歯槽骨に咬合力が加わったとき最も安定する位置，すなわち図3·24 に示す矢印の位置，それは顎骨のくぼみの底に当たる位置にします．理由は，これまでに説明したように，歯槽堤の傾斜の途中に排列すると，義歯が歯槽粘膜上を咬合力によって動かされることになるからです．

　これと同じ現象が第二大臼歯の排列位置に起こることがあります．第二大臼歯をレトロモラーパッド近くに排列すると，歯槽堤は遠心から近心に傾斜した斜面となっていることが多いのです．ここに大きな第二大臼歯を排列すると，咬合力によって義歯は近心方向に動かされることになり，痛みがとれないことがあります．したがって，そのような危険がみられるときは，著者は第二大臼歯の代わりに第二小臼歯を排列することがあります．

手順-2　下顎第二小臼歯と第二大臼歯を排列します．下顎第一小臼歯は排列しないでおきます．

手順-3　上顎臼歯を排列します．第一大臼歯，第二小臼歯，第二大臼歯の順に排列し，ここでも第一小臼歯は排列しません．上下顎の第一小臼歯は前歯排列の終了したあとに，犬歯と第二小臼歯のスペースに合わせて排列します．

手順-4　上下顎 6 前歯の排列をします．

手順-5　前歯を排列したあと，上下顎左右の第一小臼歯の排列をします．第一小臼歯のスペースが狭くなっている場合には，隙のような形態になることがあります．しかしワックス義歯に隙を入れるのは，義歯の試適が終わった 3 日目のあとのレジン重合に入る前です．またスペースが 1 歯以上あいている場合には，小臼歯 1 本と隙を入れることがあります．

手順-6　咬合平面は臼歯部で構成されることを前提に，第二小臼歯と第一大臼歯部を最下点としたスピーの彎曲を付与し，咬合平面全体を調整します．

　図 3·25 に人工歯排列の完了したワックス義歯を示します．この患者さんの排列では，第一小臼歯の排列スペースがあったので，全臼歯を排列しています．

c　ワックス義歯での咬合調整

　著者は，ワックス義歯の段階で咬合調整は行いません．もし技工過程で咬合調整を行うとすれば，レジン重合が終わってレジン床になった段階で，咬合器にリマウントして行うことはありますが，咬合調整は口腔内で直接行うようにしています．

図 3·24

図 3·25

3日目 ワックス義歯の試適と前歯排列の修正

8 ワックス義歯の試適

3日目のおもな作業は，ワックス義歯の試適です．この操作では，どこに注意する必要があるのか，次に解説します．

a 臼歯部と顎堤の位置関係の診査

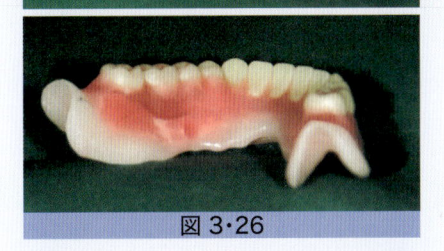

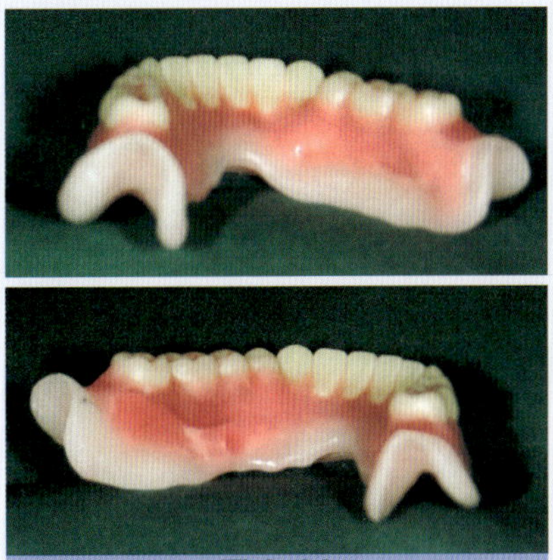

技工所から届いたワックス義歯の下顎を図3・26に示します．

ワックス義歯で行う診査は，まず下顎義歯を，図に示すように後方からみます．みるポイントは，下顎大臼歯の咬合面中央と歯槽頂の位置関係です．歯槽頂の真上に，下顎大臼歯の咬合面の中央が位置しているか，やや舌側側に位置していることを確認することが大切です．この排列位置に関しては，先にパウンドラインに従って下顎臼歯を排列するように説明しました．それに従って排列されているかぎり，この咬合関係は成立しているはずです．

次に上顎臼歯の咬頭と下顎歯槽堤との関係をみます．上顎臼歯舌側咬頭の位置に関しては，30～33度の臼歯を用いて，1歯対2歯咬合の排列を踏襲するかぎり，必然的に下顎歯槽頂の真上に位置することになります．そこで上顎舌側咬頭と下顎歯槽頂の関係については診査する必要はありません．義歯を安定させるには下顎の人工歯と歯槽頂の関係が絶対条件です．

b ワックス義歯の試適と床縁の調整

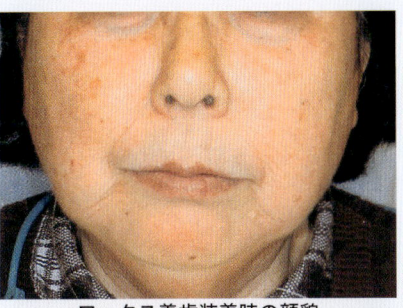

ワックス義歯を患者さんに試適しますが，最初に診査するのが顔貌です．図3・27にワックス義歯を装着した写真を示します．比較のために旧義歯を装着した顔貌も提示します．ワックス義歯装着の写真では，旧義歯とそれほど違いのない顔貌にみえます．しかし新義歯では，最後に行う咬合調整で臼歯を削合します．したがって咬合高径は下がるので，このままにします．

次に基礎床の床縁診査を行います．基礎床が即時重合レジンなどで作製されていると，ワックス義歯の試適のとき，上顎義歯が落下したり，下顎義歯が浮き上がるなど安定しないことがあります．

その理由は，基礎床の適合が悪いこと，また基礎床の床縁が適正でないためです．したがってワックス義歯の試適に際し，床縁が大きくて安定の

図3・26

ワックス義歯装着時の顔貌

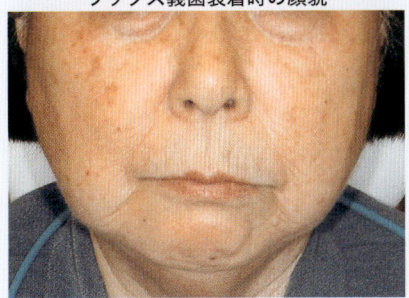

旧義歯装置での顔貌
図3・27

悪い場合には，床縁を削除してできるだけ安定をはかります．

ただし義歯試適の床縁修正で注意しなければならないことがあります．それは床縁が大きい場合には削合できますが，床縁が足りない場合に，ここに即時重合レジンを足して床を大きくはしません．なぜなら基礎床が模型に合わなくなるからです．このときは，歯肉形成時にワックスで床縁を延ばすようにします．

c 上下顎義歯の咬合状態の診査

次に上下顎義歯の咬合状態を確認します．この診査には，上下義歯がしっかり顎堤に吸い付いていることが大切です．そのために義歯が不安定な場合には，市販の入れ歯安定剤（たとえばポリグリップのようなもの）を使用することがあります．

義歯を入れたまま下顎をリラックスさせ，下顎安静位をとらせます．このときオトガイ誘導法を行って，中心位の顎位を再度患者さんに認識してもらいます．

下顎安静位からゆっくり口を閉じさせます．このとき「噛んでください」と決していわないことです．「ゆっくり口を閉じてください」といいます．そして中心咬合位に咬頭嵌合する直前の上顎義歯の動きをみてください．中心咬合位に咬頭嵌合するまで上下顎義歯が動かなければ，中心位と中心咬合位の一致した理想的な咬合関係が得られています．

もし上下顎義歯が左右へ移動するのがみられても，その移動量がわずかであれば，あとの本義歯で行う咬合調整のとき，ベクトル咬合理論に則って行うかぎり十分修正が可能です．そのまま次の過程に進みます．

上下顎義歯が大きく左右に動く場合には，中心位と中心咬合位にずれがみられます．このような場合に，そのまま次に進むと，噛める義歯にはなりません．このときは上顎の臼歯を全部外して，パラフィンワックスの咬合堤としてこれを軟化し，中心位と中心咬合位の一致した顎位で，咬合採得をやり直します．そして咬合器にリマウントして臼歯排列をやり直します．しかし上顎臼歯を再排列したあとに，患者さんへ再試適の必要はありません．そのままレジン重合に入り義歯を完成させます．

d 前歯排列の修正

ワックス義歯試適の最大の目的は，前歯排列の診査と修正です．上述のcで指摘した中心位と中心咬合位がずれて，上顎の咬合堤をワックスに置き換えて再咬合採得した場合でも，その状態で前歯排列の修正は，その日のうちに必ず行います．

なぜ咬合採得をやり直したあとに前歯排列の修正をするかというと，上下顎の臼歯が正しく前後左右に修正されれば，前歯排列は，それに合わせ

て修正できるからです.

1. 中切歯の正中を，顔貌の正中線に合わせる

新義歯が入ったら，歯科医師は患者さんに必ず鏡をみせます．そのとき患者さんが最初に気づくのが前歯正中と顔面の正中線にずれがあることです．したがって両者にずれがみられる場合には，ワックス義歯のうちに修正しておく必要があります．

2. 前歯と口唇の関係をみる

これは前歯の傾斜や前後の位置関係を診査するものです．上下顎の6前歯全体について排列を修正し，患者さんの口元とマッチするように調整します．どの歯をどのように排列したらよいかは，多くの専門書に記載されています．

3. 笑顔にマッチした前歯排列であるか否かを診査する

上顎前歯の切縁とリップラインやスマイルラインの関係は専門書に記載されています．しかしそれらの記載とは別に，著者が最も大切にしている診査事項があります．それは思い切り笑ったときの上顎前歯の歯頸部と上唇線（リップライン）の位置関係です．

笑顔を美しくつくるためには，上顎前歯の歯頸部の位置と歯の傾斜角度，そして前後的な位置関係が大きく影響します．顎骨の状態は変えようがありませんが，そのなかで最良な排列状態をつくることが大切です．

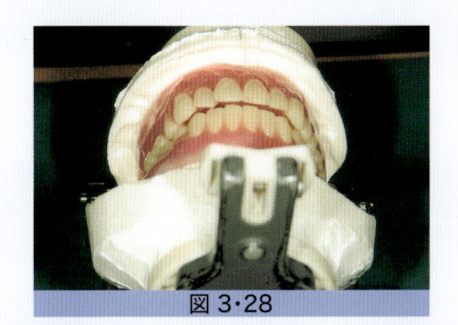

e ジェットの付与

ワックス義歯の試適で，最後に確認しておかなければならない大事な事項があります．それは「前歯をジェット気味に排列しておくこと」です．

ワックス義歯の段階で上下顎前歯が緊密に咬合接触していると，ベクトル咬合理論では，完成義歯になったあとに削合調整を行います．下顎臼歯咬合面を平坦に削合調整すると，臼歯部の咬合高径が下がります．すると前歯部ではかなり咬合が低くなります．

咬合高径の低下で覚えていただきたい原則があります．それは「臼歯を1mm下げると，前歯では2mm低下する」ということです．したがって前歯を緊密に排列しておくと，臼歯の高径を下げると，前歯がぶつかるようになるのです．

そこで，あらかじめ図3・28に示すように，前歯をジェット気味に排列しておきます（上下顎前歯の切端間で1～2mm程度）．

ジェット状態にするために上下顎の前歯でどちらを調整するかといえば，上顎前歯が適正な位置に排列されているのであれば，下顎前歯を内方に傾斜させます．しかし著者の経験的では，上顎の前歯で調整しても問題ありません．

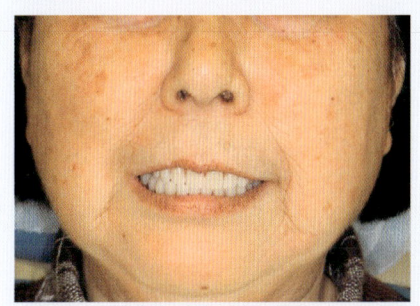

図3・29にワックス義歯の前歯排列について，修正前後の顔貌と，参考

図3・28

前歯排列修正前の顔貌

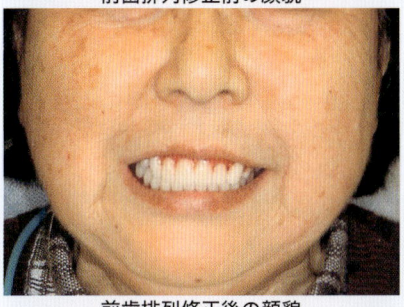

前歯排列修正後の顔貌

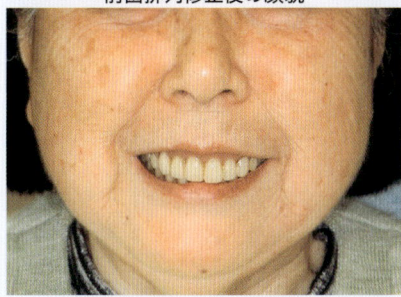

旧義歯装着時の顔貌
図3・29

ワックス義歯の試適と前歯排列の修正　59

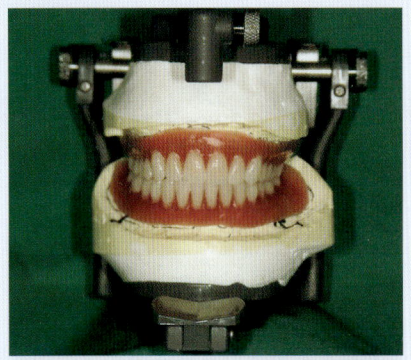

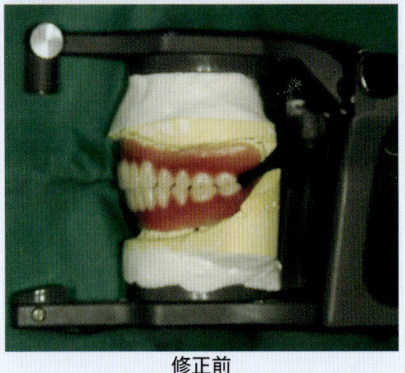

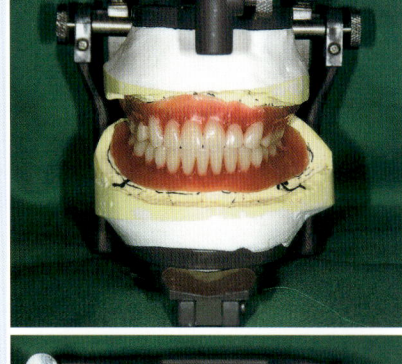

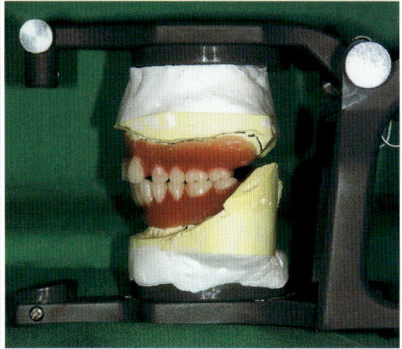

修正前　　　　　　　　　　　修正後
図 3・30

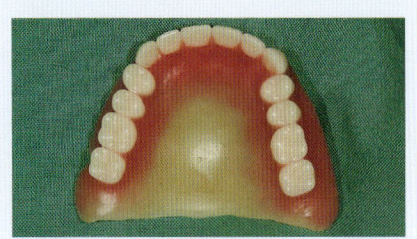

前歯排列修正前

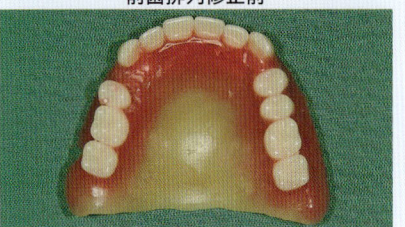

前歯排列修正後
図 3・31

のために旧義歯を装着した顎貌を示します．写真では，前歯排列の修正前と修正後とで，大きな顔貌の変化がみられないように思われます．ただ旧義歯を装着した写真とは，前歯切縁と下唇の関係に違いがみられます．

前歯排列の違いは，図 3・30 に示すワックス義歯で明瞭にわかります．正面からみた状態では，それほど大きな差はみられませんが，正中線が右側にシフトしているのがわかります．これは顔貌の正中線と中切歯の正中が微妙にずれていたのを修正したためです．

さらに前歯歯頸部を内よりに後退させています．その状態は義歯の側面像でみるとはっきりします．排列修正後の左側では，第一小臼歯と犬歯の間にスペースが少なくなっています．この状態を咬合面からみた写真を図 3・31 に示します．これらのスペースには，隙のような小さな小臼歯を排列します．これまでの操作を終えたら，歯肉形成後，レジン重合の過程に入ります．

全部床義歯作製の 3 日目は，ワックス義歯を試適するためだけに 1 回の来院日を設けています．このことは無駄と思われるかもしれませんが，著者はこのワックス義歯の試適こそ，患者さんにとって義歯装着後の満足度を左右する大切な 1 日であると考えています．

患者さんが義歯を装着して最初に求めることは，痛みがなく，なんでも

噛めることです．それが満足したら，次は必ず審美的な問題に眼がいきます．このときの審美的要素はすべて前歯排列にあるのです．そして，その人工歯排列は，ワックス義歯の試適段階でしか修正ができないのです．したがってワックス義歯試適を行う3日目は大切な過程であるといえます．

9 技工作業：レジン重合による義歯の完成

　ワックス義歯の試適が完了したあとは，歯肉形成後のレジン重合と一連の技工操作になります．本書は全部床義歯の安定を狙いとしたものであることから，これらの事項はその目的から外れることになるので，ほかの専門書に譲ることにします．

●義歯完成後の咬合調整

　義歯のレジン重合に関しては，さまざまな専門書に記載されていますので，ここで詳細を記すことは省略します．

　著者の行っている義歯の咬合調整は，義歯が完成したあと口腔内で直接行うことを原則としています．ただしその場合はチェアータイムが長くなります．義歯装着に際して調整時間を短くしたい場合があります．そのときは重合の完了した義歯を，スプリットキャスト法を用いて咬合器にリマウントして，咬合器上で咬合調整を行います．

　全部床義歯の咬合調整は，重合後リマウントして咬合器上で行う調整も，最終日に患者さんに装着して口腔内で行う調整もまったく同じです．咬合調整については次の4日目で説明します．

4日目 新義歯の装着と咬合調整

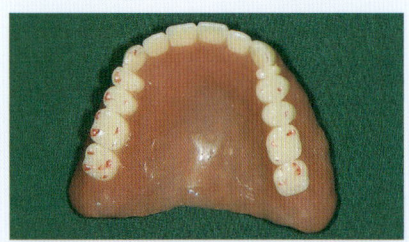

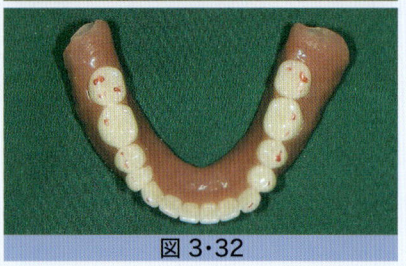

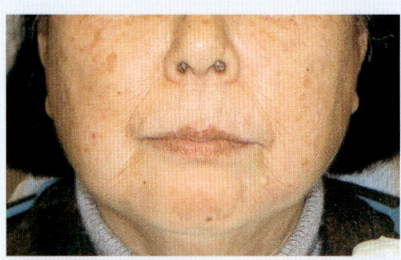

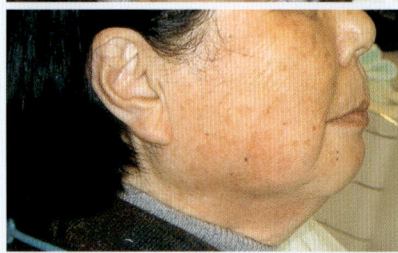

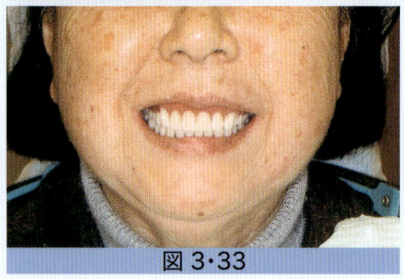

10 新義歯の試適と床縁修理

最終日の4日目は，新義歯の咬合調整に入る前に新義歯を装着した顔貌診査と，義歯床の修正を行います．

a 新義歯装着による顔貌の診査

図3·32に技工所から届いた新義歯を示します．また装着した顔貌を図3·33に示します．写真をみると咬合高径が少し高いように感じますが，これは咬合調整によって低くなるので，そのまま次に進みます．

新義歯の試適では，上顎義歯と顔貌の正中の一致，前歯排列の口元との調和などを診査します．ベクトル咬合理論では，6前歯の切端も削合するので，口元も変わってきます．

b 上顎義歯の床縁修正

●義歯床が大きい場合

上顎義歯を装着します．大きく口を開けて義歯が落ちるかどうか，また上唇を伸ばして義歯が安定しているかどうかを診査します．もし義歯が落ちたり動いたりするときは義歯を安定するようにします．方法は2章C節で説明しましたが，ここでもう一度説明します．

まず義歯床縁と歯肉唇移行部について過剰部分の確認をします．左指で咬合面を押さえ粘膜に押しつけるようにして確認します．そして右指で口唇や頬粘膜を引き下げます．このとき左指に義歯が浮くような圧が感じられるときは床縁が大きすぎるのです．そこで右指で引いた部位に相当する床縁を削り，圧が感じられなくなるまで調整を繰り返します．

●義歯床が小さい場合

義歯床全周をミラーで確認して床縁が歯肉頬移行部より小さい部分には，即時重合レジンを用いて床縁を延ばします．たとえば図3·34に示すように前歯部の床縁が極端に印象不足の場合でも問題はありません．床縁の足りない部分は，即時重合レジンを追加して床縁を形成します．とくに矢印で示す上顎結節部は，義歯の安定にとって重要な部位です．床縁不足のないようにします．

上顎義歯の安定のポイントは，歯肉唇移行部と上顎結節部を過不足のな

図3·32

図3·33

図 3・34

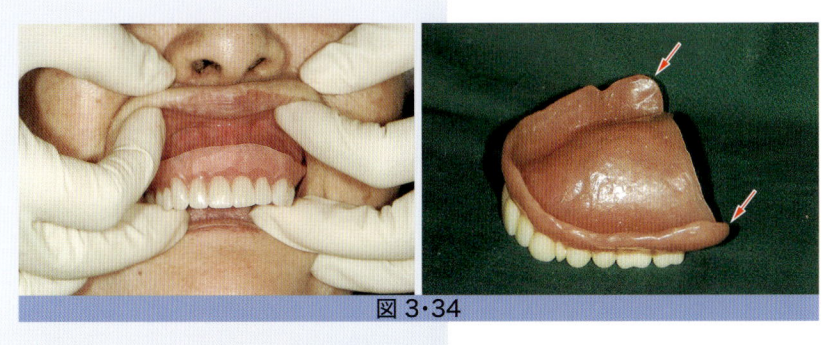

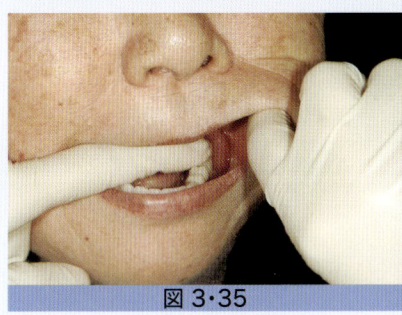

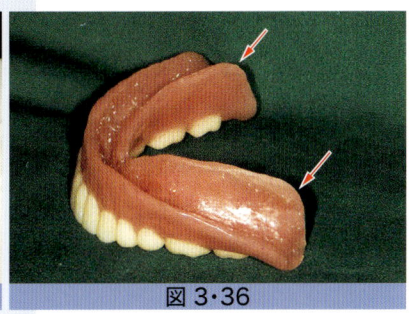

図 3・35

図 3・36

い床縁で包むことにあります．そして口蓋部は義歯床全面が粘膜と密着していることです．

c　下顎義歯の床縁修正

　下顎義歯の安定の診査は，開口すると義歯が浮上するか否かについて行います．その場合の処置については，2章B節で説明しました．新義歯の処置もまったく同じです．

　床縁の過剰部分は，図3・35に示すように上顎義歯とまったく同じ方法で確認し，修正します．下顎義歯の床縁はとくに十分診査します．また不足の部分は即時重合レジンで修正します．

　下顎義歯を安定させる最大のポイントは，図3・36に矢印で示す舌側後縁です．そして義歯全体の床縁が過不足のない状態であれば義歯は安定します．顎堤のない顎であればあるほど床縁を過不足なくつくることが大切です．決して義歯床の大きいことが義歯の安定につながるものではありません．

11 咬合調整

　義歯の床縁の診査と修正が終わり，義歯の落下や浮上の現象がみられなくなったら，咬合調整を行います．咬合調整は，新義歯作製の最終日である4日目に行う最も大事な仕事です．

　咬合調整が不完全では噛めないばかりか，吸着も悪く，痛みの発生につながり，決して患者さんに満足してもらえる義歯にはなりません．そこで

新義歯の装着と咬合調整　63

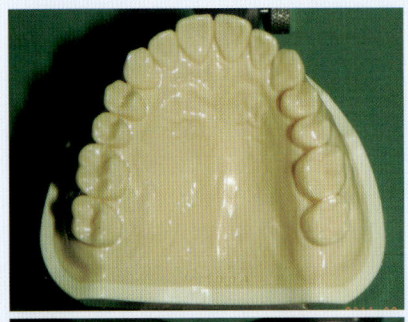

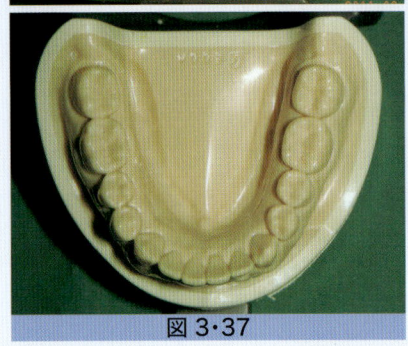

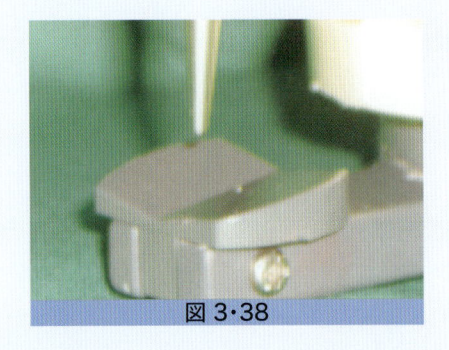

以降は，図 3・37 に示すエポキシ全顎模型を，完成した全部床義歯に見立てて，咬合調整の手順を詳細に説明したいと思います．

ベクトル咬合理論では，完成した義歯をスプリットキャスト法によって，咬合器に戻して咬合器上で行う間接的な咬合調整も，口腔に装着して直接行う咬合調整も，その手法はまったく同じです．

直接と間接の咬合調整には，どのような利点と欠点があるのか

咬合器上で行う間接的な咬合調整と，患者さんの口腔内で行う直接の咬合調整とは，まったく同じ手法で行うといいました．しかし両者では，それぞれどんな利点と欠点があるのでしょうか．そのことについてまず説明します．

咬合器上で行う間接法

咬合器上で咬合調整が完了していても，そのまま患者さんに無調整で装着することはできません．必ず患者さんの口腔内で最終調整を行います．

その理由は，咬合採得がどんなに正確に採得されても，患者さんの真の中心位と採得した中心咬合位が微妙にくるっているのです．したがって最後に患者さんの口腔内で総仕上げの調整をする必要があります．しかしほとんど咬合調整が完了しているので，咬合調整に要するチェアータイムがきわめて短時間ですむという利点があります．

口腔内で行う直接方法

常に中心位と中心咬合位の一致をはかりながら，咬合調整の最後まで完了することができます．しかしチェアータイムが長くなる欠点があります．

著者は，スプリットキャスト法の面倒から，患者さんの口腔内で直接咬合調整を行うようにしています．

咬合器上で行う間接的な咬合調整法

次に記載する方法は，咬合器の操作を除けば，著者が行っている口腔内での直接的な方法とまったく同じです．いずれの咬合調整をする場合でも，同じ咬合面の削合方法です．

手順-1 咬合器のインサイザルピンを外すか，図 3・38 に示すようにインサイザルテーブルから 1 cm ほどあげて，完全に接触しないようにします．

なぜなら口腔に入れられた義歯には，アンテリアガイダンスとして顎の動きをリードするはたらきは生体には何もありません．したがって咬合器のインサイザルピンを外すことによって，上下顎義歯の顎運動はより生体に近い動きをするようになるのです．

図 3・37

図 3・38

図 3・39

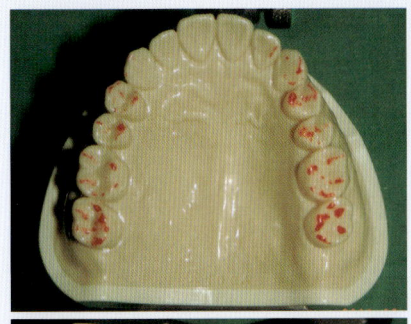

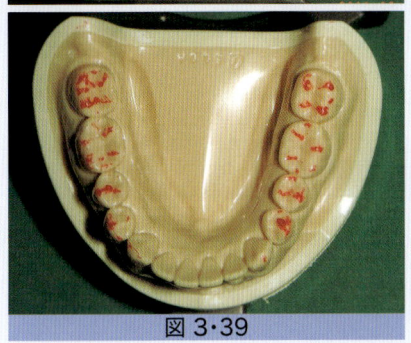

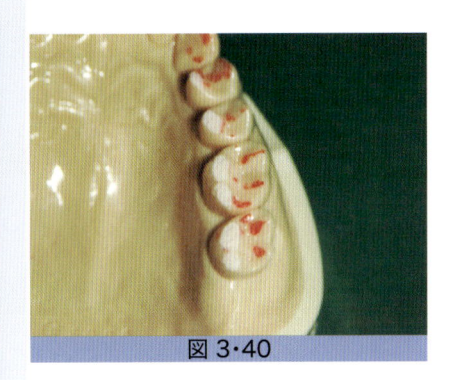

図 3・40

手順-2　全部床義歯の咬合状態を 150 ミクロンの咬合紙を用いてチェックします．その咬合状態を図 3・39 に示します．技工所から届いた義歯の最初の咬合紙による咬合診査では，この咬合紙で印記されたようになります．そこでこの部分を削合していきます．ベクトル咬合理論では，おもに下顎臼歯の咬合面について削合します．

咬合調整には，2 章，図 2・6 に示したカーボランダムのストレート用 5 号ポイント（松風製）と，シリコンのストレート用 10 号ポイント（茶色）（松風製）を使用します．

手順-3　咬合調整で最初に行うことは，図 3・40 に示すように上顎臼歯舌側咬頭を 0.5 mm ほど削合して，咬頭頂を丸く鈍にすることです．削り落とした咬頭頂はシリコンで研磨しておきます．理由は，使用している臼歯は 30〜33 度の咬合面傾斜角度をもっています．この角度の上顎臼歯の咬頭では，鋭すぎて粉砕能率が悪いのです．

ではどれだけ尖端を鈍にするかは，食品の嗜好に合わせます．たとえば図 3・41 に示すように肉類の好きな方では咬頭を比較的鋭利にします．したがってあまり咬頭を落としません．一方，そばやうどんのような麺類の好きな方では，尖端をかなり丸く落とします．こうすることによって麺類のこしを食感として感じることができるのです．

手順-4　下顎臼歯の削合調整は，図 3・42 に示すように咬合紙に印記された頰舌側咬頭の内斜面について，傾斜角度を開くように平らに落とし

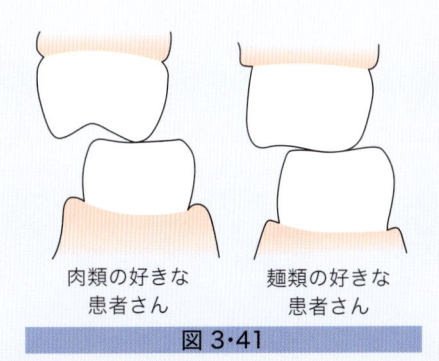

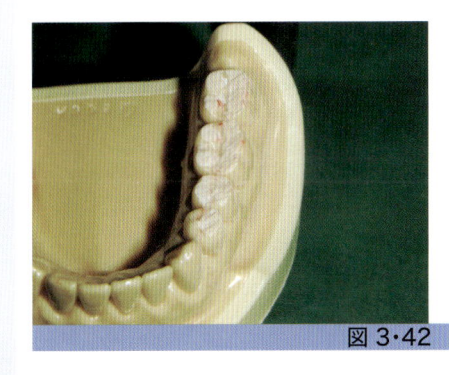

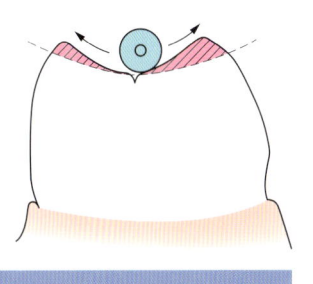

肉類の好きな患者さん　　麺類の好きな患者さん

図 3・41

図 3・42

新義歯の装着と咬合調整　65

図3・43

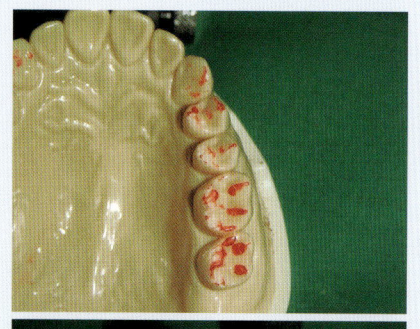

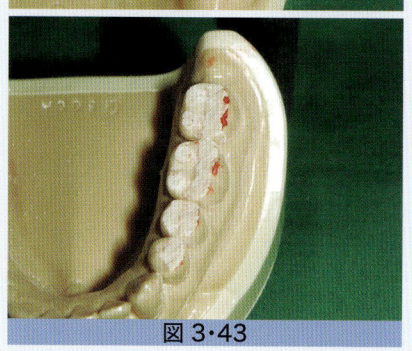

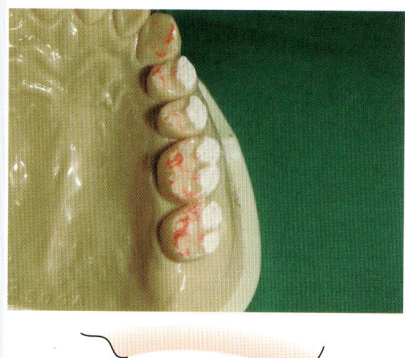

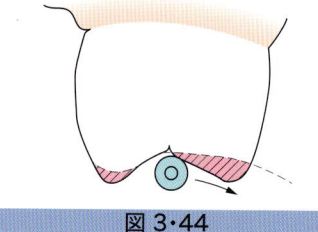

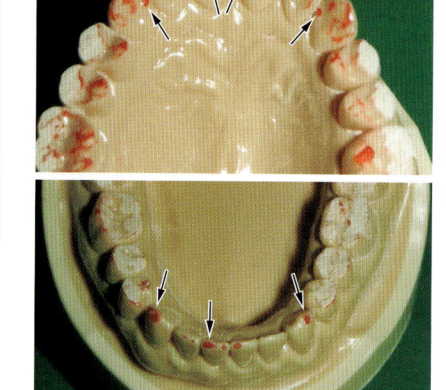

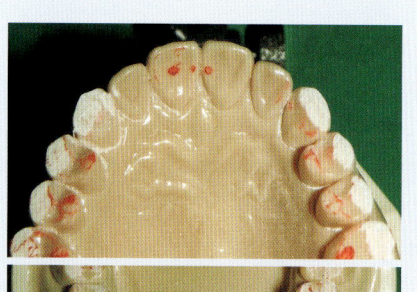

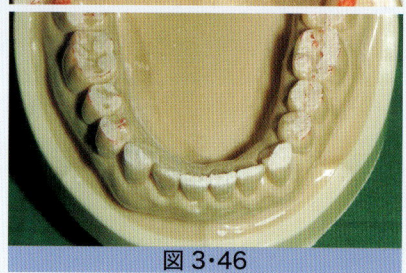

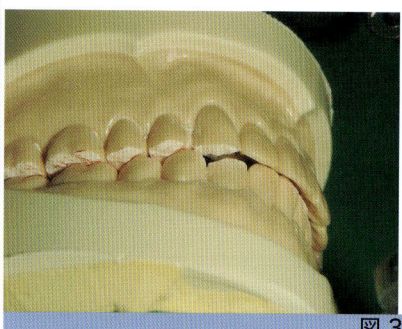

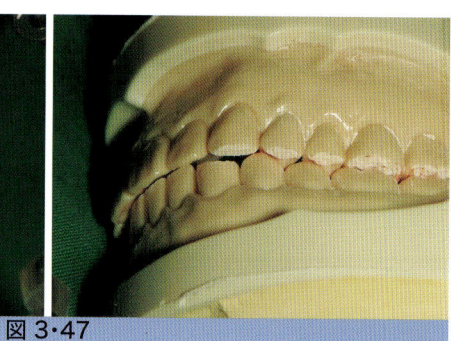

図3・44

図3・45

図3・46

図3・47

　ます．下顎臼歯をこのように削合して，上顎臼歯との咬合接触をみると，図3・43に示すように，上顎臼歯頬側咬頭内斜面が，下顎臼歯の外側に当たるようになります．そこで図3・44に示すように上顎頬側咬頭内斜面を削合します．

　ベクトル咬合理論では，上顎臼歯の頬側咬頭内斜面は，下顎臼歯とは完全に咬合させません．したがって削合に際しては，多少過剰に削っても問題ありません．

手順-5　下顎臼歯の咬合面を平坦に削合し，上顎臼歯の頬側咬頭内斜面を削合して咬合させると，今度は，図3・45に示すように犬歯や前歯がぶつかるようになります．そこで図3・46に示すように下顎犬歯が外側に傾斜するように，上顎犬歯が口蓋側に傾斜するように削合します．また下顎前歯も外側斜面になるように削合します．

　下顎前歯を削合して咬合させた状態を図3・47に示します．

図 3・48

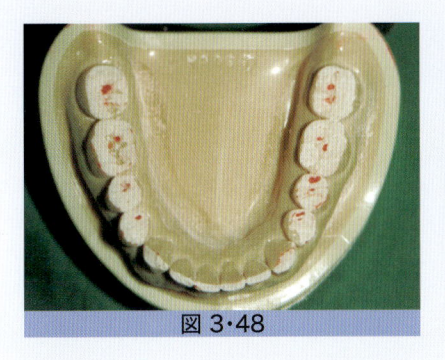

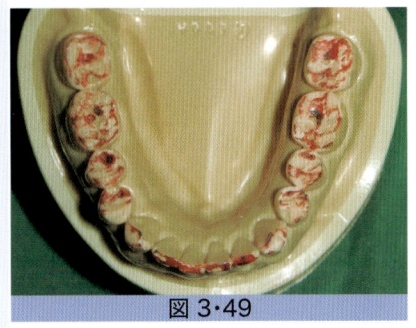

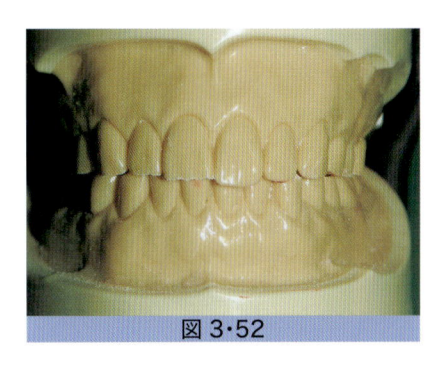

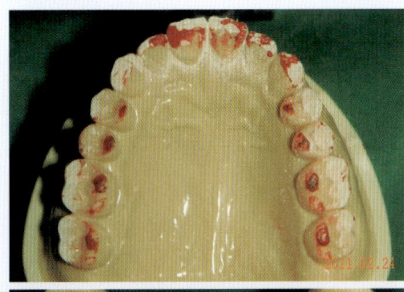

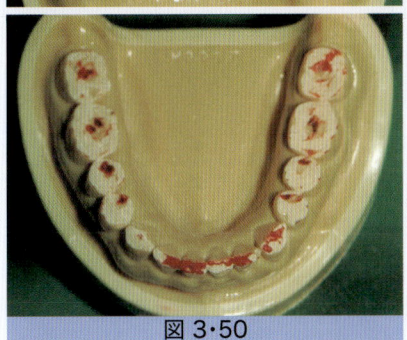

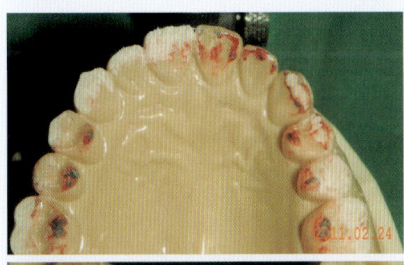

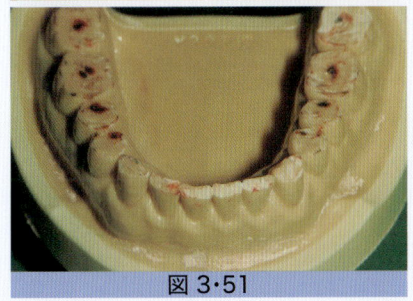

図 3・49

図 3・52

図 3・50

図 3・51

　このように咬合調整をつづけると，下顎臼歯咬合面は次第に平坦になり，上顎臼歯の舌側咬頭が下顎臼歯咬合面の中央に1点で咬合接触するようになります．その状態を図 3・48 に示します．片顎で4点の咬合接触点がみえてきました．

　このような咬合状態になったら咬合面を一度シリコンで研磨します．シリコン研磨はシリコンポイント茶色10号を用いて，ポイントの腹の部分を利用して平坦になるように研磨します．

手順-6　下顎臼歯の咬合面がほぼ平坦になり，上顎臼歯舌側咬頭の4点が咬合面に印記されるようになったら，側方滑走運動に入ります．

　側方滑走運動をさせると図 3・49 に示すように，タッピングによる青色咬合紙の印記点以外に，滑走時に干渉する部分が赤色咬合紙で印記されます．そこで青点で印記された部分を削合しないようにして，赤の咬合紙で印記された部分を平坦に削合します．咬合調整された咬合面を図 3・50 に示します．この写真をみると，側方滑走時の臼歯部の干渉は，だいぶ除去されているのがわかります．

　この咬合状態の滑走運動では，まだ左側下顎第二大臼歯の遠心に接触滑走する印記線がみえます．また前歯部に干渉部があることがわかります．そこで臼歯の接触滑走部と上下顎前歯を調整します．その場合の削合は，これまで説明したように上顎犬歯の切端は内方傾斜に，下顎犬歯は外方傾斜に削合します．前歯部の削合の状態を図 3・51 に示します．

　また上顎前歯切端の削除は，切端から口蓋側に傾斜するように削合します．このような前歯削合を行うのは，できるだけ歯冠長を短くしないためと，側方滑走運動で干渉しないためです．図 3・52 に，3 2 1 ⏌の切端を削除して短くなった状態を，左側の削除前と対比して示しています．

新義歯の装着と咬合調整　67

図3・53

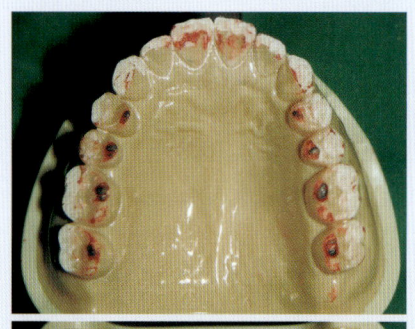

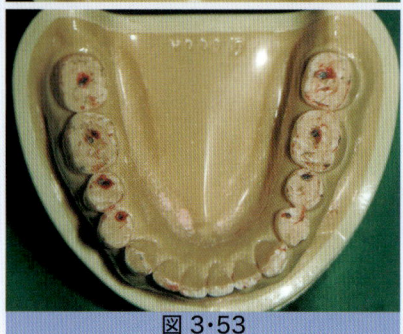

手順-7 タッピング運動で片顎4点の咬合接触が左右側で得られ，滑走運動においてほとんど干渉のない状態が確認されたら，削合した全面をシリコン10号ポイントの腹を利用して平らに研磨します．シリコン研磨を終えて，咬合接触を診査した状態を図3・53に示します．

ここまでの咬合調整には，150ミクロンの咬合紙を用います．

手順-8 シリコン研磨を終えた咬合面について，咬合の精度をさらに向上させるために，今度は25ミクロンの咬合紙を2枚重ねた状態で使用します．そしてこれまでと同じようにタッピングと側方滑走運動を行いながら，咬合紙の印記部分を削合調整します．

咬合紙を用いる咬合診査は，咬合紙の穴の開き具合でみます．大きく完全にぬけた穴は，咬合接触圧がきわめて強いことを意味します．そこで穴の開いた部位について削合調整を行います．すべての咬合点の接触圧が均一になるように調整していくと，穴が開かなくなり，圧痕の状態になります．この圧痕の度合いをさらに細かく判定し，まったく同じ圧痕状態になるまで調整します．この調整のあいだは，時々シリコンポイントで咬合面を研磨して，咬合接触を確認します．

手順-9 25ミクロンの咬合紙2枚重ねの咬合調整がほぼ整ったら，最後に25ミクロンの咬合紙1枚で咬合診査を行います．手順と処置は2枚重ねのときとまったく同じです．

最後にシリコンで研磨します．仕上げのシリコン研磨は，十分注意を払って下さい．なぜならシリコンポイントによって硬質レジン歯は大きく削れます．したがって咬合接触部を丹念に研磨すると咬合が変わってしまいます．最後の研磨は，ほんの少しなぞる程度にとどめて終了とします．

咬合調整が完了すると，各臼歯間の咬合接触圧の違いは10ミクロン以下になっているはずです．また口腔内で咬合調整の完了した状態になると，患者さんは咬合の違和感がなくなります．患者さんからは，「完全に噛みあって気持ちがいい」という表現がかえってきます．

手順-10 患者さんの口腔内で直接咬合調整をしている場合ですが，咬合調整がほぼ完了したと感じたら，タッピングを行わせてみてください．

咬合音は咬合器上ではわかりませんが，患者さんは，下顎の平坦な咬合面に上顎の咬頭が接触する咬合状態だと，思いっきりタッピングすることができるようになります．

咬合調整と咬合音の変化 咬合音は，義歯を直接口腔内で調整する場合に，咬合調整の完成度を判断する指標の1つになります．咬合調整が不完全なときにタッピングを行わせて咬合音を聞くと，カシャカシャという音ですが，咬合が整うにつれてカーンという尾を引いたような音になってきます．さらに咬合調整が完全になり，調整が完了する状態になると，ゴンという短い音に変わってきます．この音は顔面頭蓋内から発するような感

じがします．事実この咬合音は顎顔面頭蓋での共振音で，数百μsecと非常に短い音です．そして単音に近い音です．この音は全部床義歯だけでなく，天然歯の治療における咬合音も，スプリントの咬合調整における咬合音も，まったく同じ音です．咬合調整時に咬合音をきき分けられるようになると，咬合調整をより完璧に行うことができるようになります．

手順-11 最後の確認です．上顎義歯の左右第一大臼歯の頬側に指を当てて，タッピングや側方滑走運動を行ってみて下さい．咬合調整が完了した状態では，タッピングにおいても滑走運動においても，上顎義歯に動きや揺れはまったく感じなくなります．

手順-12 咬合調整の完了を確認します．

　天然歯の歯列でベクトル咬合論に従った咬合調整を行い，調整が最終段階近くになったときに，患者さんから「噛み込むと奥歯が触れたあとに，わずかに右や左にすべる」と訴えられることがあります．

　このような訴えがあれば，咬合調整の最終段階に入っています．咬合調整は，最後にこの"すべり"を止めることになります．

　どうしてすべる現象が起こるのか　それを止めるには，どこを診査して，どのように調整したらよいかについて説明します．

　図3・54に，すべり現象の理由を説明します．咬合したあとのわずかなすべりは，左図に示すように咬合接触部のどこかが斜面になっているところがあるためです．ほとんどの下顎臼歯咬合面が水平面で，ここに上顎舌側咬頭が接触していても，下顎臼歯のどこか1点に斜面があるとします．中心咬合位で噛み込むと，咬合力によって臼歯はわずかに沈下します．このとき下顎臼歯の斜面に咬合した上顎臼歯の舌側咬頭がわずかにすべるのです．それを患者さんは咬合の変化として感じるのです．

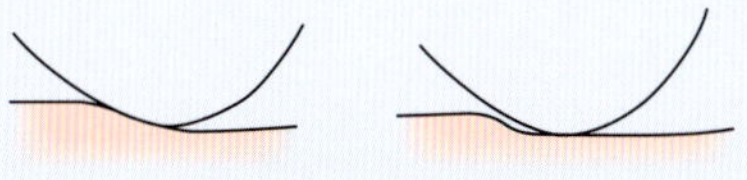

　また右図に示すように，中心咬合位に咬合した点は平坦な面であっても，側方運動をすると斜面に触れる場合も，すべるという感覚が起こります．中心咬合位は，機械のようにいつも同じ位置に噛み込むとはかぎりません．時には，ほんのわずか前後左右にずれて噛み込みます．すると斜面に触れることがあり，ここから斜面をすべるのです．

　したがって「すべる」という訴えがあった場合は，臼歯部の咬合紙で印記された咬合接触の8点の中から斜面になっている点を探し出します．まず大臼歯の咬合斜面を丹念にみるようにします．だいたいは大臼歯のどこか1点か2点が斜面になっているのが発見できます．

　では，その斜面をどのように咬合調整するのか　図3・55左図に示すように斜面の途中での咬合は，印記された咬合接触部の斜面上部の半分しか削合しないようにします．また右図に示すように，咬合点からわずかにずれた部位に斜面がみられる場合には，斜面全体を水平にします．このような削合調整で，すべり現象を抑えることができます．

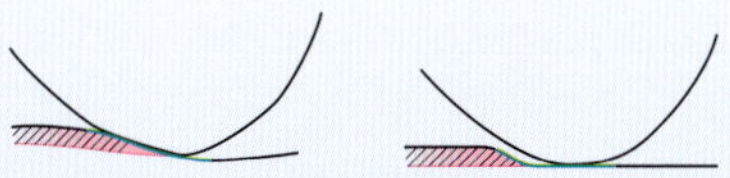

図3・54

図3・55

新義歯の装着と咬合調整　69

すべり現象の咬合調整の注意点は，咬合接触点のすべてを削らないことです．咬合接触部のすべてを削合すると咬合が低くなります．きわめて微小部分の細かな調整に心がけて下さい．

　さらに参考にしていただきたいことは，右方向にすべる場合はまず左側の咬合面を，左方向にすべる場合は右側の咬合面を最初に診査してみて下さい．そこに斜面がみられることが多いのです．もしそこが水平面なら反対側を診査して下さい．なぜなら下顎臼歯を水平にしたつもりでも，ウィルソンの彎曲の知識が邪魔をして，下顎臼歯の咬合面は無意識に舌側傾斜の斜面にしていることが多いのです．

　このすべり現象は，天然歯の咬合調整時に患者さんから訴えられることですが，全部床義歯の場合にも，同じ現象を訴えられることがあります．義歯の場合には，その訴えは咬合調整の初期にみられます．患者さんからは，「咬合してすべるというよりも，義歯が左右にずれる」という訴えになります．この動きは，咬合調整の不良として側方滑走運動時のカタカタする揺れでもわかります．

　天然歯ですべりの現象がみられる程度に義歯での咬合調整が進むと，患者さんからの訴えはまったくなくなります．

　それはどうしてでしょうか．天然歯でみられるすべり現象の範囲は数百ミクロンです．この動きは歯根膜を介して感じとることができるのですが，義歯では同じ現象が起きているにもかかわらず，義歯のわずかな動きのなかにまぎれ込んで患者さんは感知しないことが多いのです．しかし義歯でも微妙な動きをしていることに変わりはありません．これが後日，義歯の痛みの原因になることがあります．

　したがって咬合調整の最後には，下顎臼歯咬合面の咬合接触点に斜面がないか否かを十分確認しておく必要があります．

手順-13　最後に行う仕上げは，咬合面への裂溝形成です．このとき大事なことは，上下顎歯の咬合接触している部分，すなわち咬合紙で印記された直径2～3mmの咬合接触部のなかに溝を形成しないことです．

　著者の咬合理論による下顎臼歯咬合面は，ほとんど平坦な形状を提唱しています．したがって人工歯の咬頭や裂溝は，削合調整をするとすべて平坦になってしまいます．この咬合面に，再度裂溝を形成するわけですが，どのように裂溝を形成するかが咬合上重要な意味をもつのです．

● **そもそも裂溝は，なんのために天然歯に付与されているのか**

　まず，そのことから考えてみると，裂溝形成の意味が理解できると思います．裂溝は咬合面傾斜角度や咬頭傾斜角度とともに，萌出から咬合完成にかけて上下顎歯の正しい咬合関係に導く大切なはたらきをしています．正しい咬合関係とは，すなわち上顎歯が下顎歯に対し頬舌側的に半咬頭頬

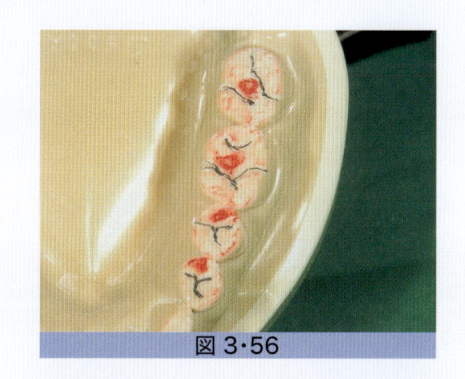

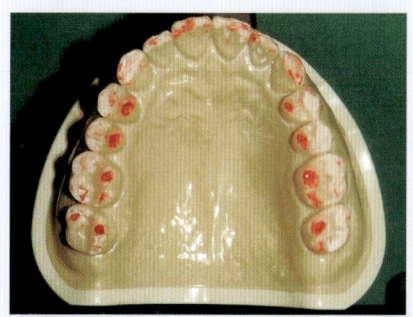

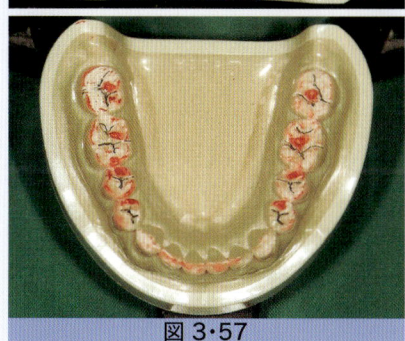

側にずれた咬合状態になる，1歯対2歯の咬合関係を構築する，上下顎歯を正しい咬頭嵌合位に導くなどのはたらきをしています．

そして咬合が完成したあとの歯は，咬耗という生理的現象によって平坦になっていきます．

さらに裂溝の重要なはたらきに食品をグリップする，すなわち咬合面で食品を捕まえるはたらきがあります．食品グリップのはたらきには，隣接面もその役割をしています．さらに1歯対2歯の咬合関係は，隣接面上に対顎歯の咬頭が咬合することで，食品のすべりが抑えられ，咀嚼能率があがることになります．したがって上下顎歯の咬合が完成したあとでは，裂溝のもつ臨床的意義は食品のグリップにあるのです．これらのことは『咀嚼・咬合論』に詳しく記載しました．

裂溝のはたらきが食品グリップであれば，裂溝は本来の解剖学的位置にこだわる必要はありません．そこで裂溝の形成は，咬合調整が終わったあとの最後，すなわち上顎舌側咬頭と下顎咬合面の咬合接触位置が決定したあとに，下顎臼歯咬合面に形成するようにします．

● どのように裂溝を形成するのか

図3・56に裂溝を形成した下顎臼歯咬合面を示します．これをみると理解していただけると思います．裂溝を天然歯の形態に似せる必要はまったくないのです．大事なことは，いかに食品を捕まえるかです．そして咬合接触部を害さないことです．裂溝の幅や深さは，患者さんの嗜好される食品によって変化させます．たとえばこんにゃくや肉の筋のような滑りやすいものを捕まえて咀嚼するには，溝は幅広く深く形成します．上顎臼歯咬合面には，裂溝を形成する必要はほとんどありません．

図3・57に咬合調整の完了した全部床義歯の咬合面を示します．このような咬合面を形成すると，側方滑走運動を行っても滑走時の干渉はまったくありません．そして咀嚼時には食品をしっかりグリップして咀嚼能率をあげることができます．

図3・58に，咬合調整完了時の前歯部を，比較のために調整前の写真とともに示します．全部床義歯を装着する患者さんにとって，切端の削合は

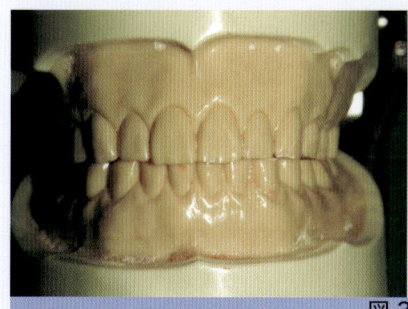

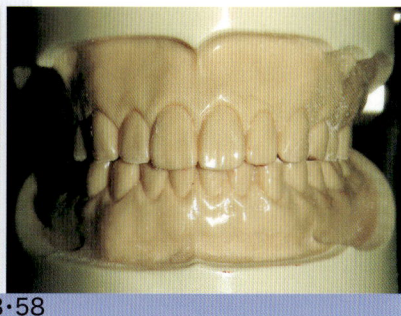

図3・56

図3・57

図3・58

新義歯の装着と咬合調整

図 3・59

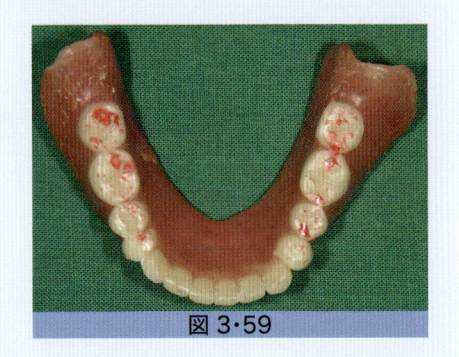

年齢相応の口元に整えることになるのです．前歯だけが生まれたままの形態をしていたのでは，かえって不自然です．

図 3・59 に，咬合調整を終えた患者さんの下顎全部床義歯の咬合面を示します．このような咬合面に調整すると，患者さんから「この入れ歯なら，物が食べられそうだ」という言葉を聞くようになります．

12 新義歯のリベース

新しい義歯を装着する日にリベースをする，というと抵抗のある先生方が多いと思います．しかし考えてみてください．新義歯ができるまでに，いくつの工程をとおるのでしょうか．そしてそのほとんどの工程が，大小の差はあるものの義歯の安定にとって障害となる要素を含んでいるのです．

たとえば機能印象を考えてみましょう．モデリングで加圧印象をし，さらに床縁となる歯肉頬移行部をペリフェリーワックスで印象をします．そして最後にシリコン系の印象材で精密印象を行います．このようにして得られた印象面は，ほかの印象材によって得られた印象面と微妙に異なっているでしょう．しかしこの印象面が，義歯になって咬合圧が加わったとき，安定する絶対的な印象面といえる保証はどこにあるのでしょう．

次に印象面に石膏を注ぎますが，石膏の変形はどうでしょう．さらに床用レジンの重合時の変形，咬合圧が加わったときに起こる義歯のたわみによる変形など，義歯が咀嚼運動をとおして顎に適合するのに，絶対の技術や条件というものはないのです．

さらにどんなに適合のよい義歯を入れても，歳月の経過とともに患者さんの顎は変化します．すると義歯の適合性が悪くなります．そのときはリベースを行います．

このように考えると新義歯装着時のリベースは，なんら不思議な処置ではないのです．それよりも新義歯装着時にリベースすることによって，それまでの製作過程で入り込んでいた適合性を害する誤差を，ひとまとめにしてキャンセルすることができるのです．そこでこの項では，その術式について説明します．

a　リベース処置の臨床的意義

先ほども述べたように，新しい義歯ができ上がるまでには，義歯の適合性にとって害となるさまざまな因子が含まれています．そのうち大きな因子は3つあります．

因子-1　印象の不完全性による因子

著者が本書で記載している方法は，アルギン酸印象材と有歯顎トレーを用いた印象です．トレーの底面と粘膜各部の距離が異なります．したがって印象材による粘膜面の圧迫度が微妙に異なって印象されています．この

印象面がそのまま義歯床面となり，ここに咬合圧が加わると痛みが発生するか否かは別として，確実に吸着が悪くなります．そこでこれを補正するためにリベースを行います．

因子-2　床用レジンの重合硬化時の変形に由来する因子

レジンが硬化時に収縮するために義歯が変形することはよく知られています．この変形を少なくするために新しいレジンの開発や重合方法などの改良が行われています．一方，レジンの硬化時の微妙な収縮が義歯の吸着に一役買っているという意見もあります．しかしレジンの変形は義歯の吸着にとって決して好ましいことではありません．義歯の吸着作用は，義歯床と粘膜との密着性，そしてこの間に介在する唾液などの液体成分の存在によるのです．とすれば義歯床内面と粘膜面が密着することが重要になります．その作用をするのがリベースです．

因子-3　咬合調整時の微妙な狂いに関係する因子

全部床義歯を完成させても，患者さんにそのまま無調整で装着させることはできません．少なからず義歯完成にいたるあいだに人工歯の咬合調整は必要です．また丁寧な技工所では，重合を終えた義歯を咬合器にリマウントして再度咬合調整を行うことがあります．それは第2の因子で述べたように，レジンの重合収縮により義歯が変形しているからです．そのような処置をされた義歯でも，患者さんに装着して無調整で使用できることはありません．それは咬合に微妙な狂いがあるためで，それをキャンセルするのがリベースです．

●なぜ新装義歯は，口腔内で最終咬合調整の必要があるのか

それは，どんなに精密に咬合調整しても，すべての咬合接触点で咬合圧を均一にできないことに原因しています．咬合接触圧の均一性がはかれないときには，どんなことが起こるのでしょうか．

それは義歯の各部分で押される圧が異なることです．すると義歯は圧の少ないほうに移動したり，圧のかかった部分がほかの部分より沈下したりします．この現象が義歯の吸着を悪くしたり痛みを誘発することになります．

咬合調整を厳密に行う第一の要件は，この義歯の動きをできるだけなくすことです．でもどんなに厳密に調整しても，咬合調整で義歯の動きを完全に止めることはできません．そこでその誤差を，咬合力を加えながらリベースをすることによって，咬合が安定するように義歯床面が微妙に調整される，すなわち咬合調整の微妙な曖昧さをリベースによって取り除くことができるのです．

このような理由から，著者は咬合調整が完了した新義歯にリベースを行っています．しかしすべての症例でリベースするかというと，そうではあり

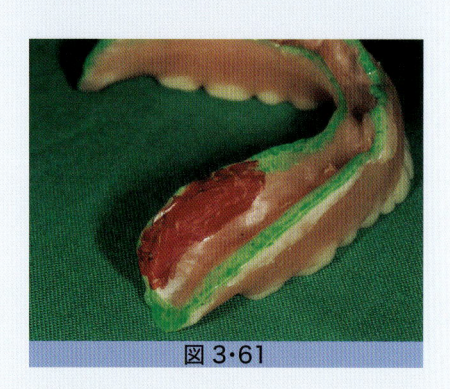

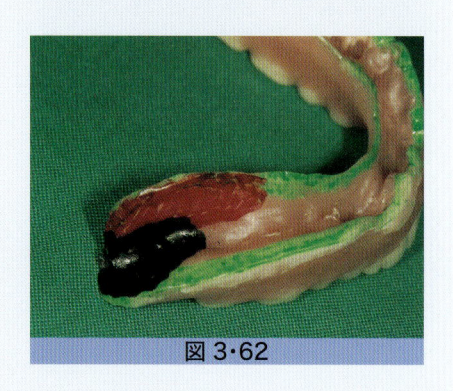

ません．咬座印象を行った場合などではリベースはしません．なぜかといえば，咬座印象法はリベースと同じ効果を一部有しているからです．

b　リベースの前処理

リベースの前に，義歯に前処理を行う必要があります．

処置-1　義歯内面に，フィットチェッカーで義歯床と粘膜の当たりの強い部分，とくに骨隆起部分を診査して，この部分の内面を一層削除しておきます．

処置-2　義歯の全周にわたって，図3・60に緑マジックで示すように床縁から約2〜3mm幅で床縁ほど深く（0.2〜0.3mmに）なるように一層義歯床内面を削っておきます．

処置-3　下顎舌側後縁の内側は，図3・61に示すように赤マジックで塗りつぶした部分について，粘膜面を0.5mmくらいの厚さで削り落としておきます．このとき床縁形態が小さくならないように，床の内面だけ削除します．

処置-4　図3・62に黒マジックで示す範囲は，レトロモラーパッド部の削除部分です．この部も，図に示すように一層広く床を削っておきます．

処置-5　上下顎に付着する小帯相当部を一層削除します．小帯は上顎では正中部と両側の頰小帯，下顎では舌小帯と頰小帯があります．

なぜ，リベースの前処理をするのか　アルギン酸印象材で採取した印象から石膏模型をつくり，義歯の床縁を決定し，作製した義歯床は咬合圧が加わると粘膜に食い込みます．前処理をしないでそのままリベースすると，床縁部ではこれまでの義歯床と，新しくリベース材で伸びた義歯床との間に段差ができてしまいます．義歯床辺縁を一層削除するのはこのためです．

舌側後縁とレトロモラーパッド部を大きく削除するのは，舌側後縁は粘膜が厚い部位です．そこで義歯床内面を削除しておかないと，リベースによってこの部分が厚くなります．咀嚼時に顎が動くと舌側後縁が内に張り出し，義歯床と触れて痛みの発生につながるからです．レトロモラーパッドでは，粘膜の浮上によって義歯の安定を欠くことになります．

処置-6　上顎義歯のリベースでは，口蓋が深い場合には，図3・63に示すように口蓋部にリベース材の遁出路として，直径1mm前後の穴を数個開けておきます．

下顎義歯のリベースでは，一般的には遁出路の必要はありませんが，図3・64に示すように歯槽堤の骨が突出した不整な形状の顎では，骨の突出した義歯床内面を一層えぐり，さらに図に示すように舌側に遁出路をもうけます．

図3・60

図3・61

図3・62

図 3・63

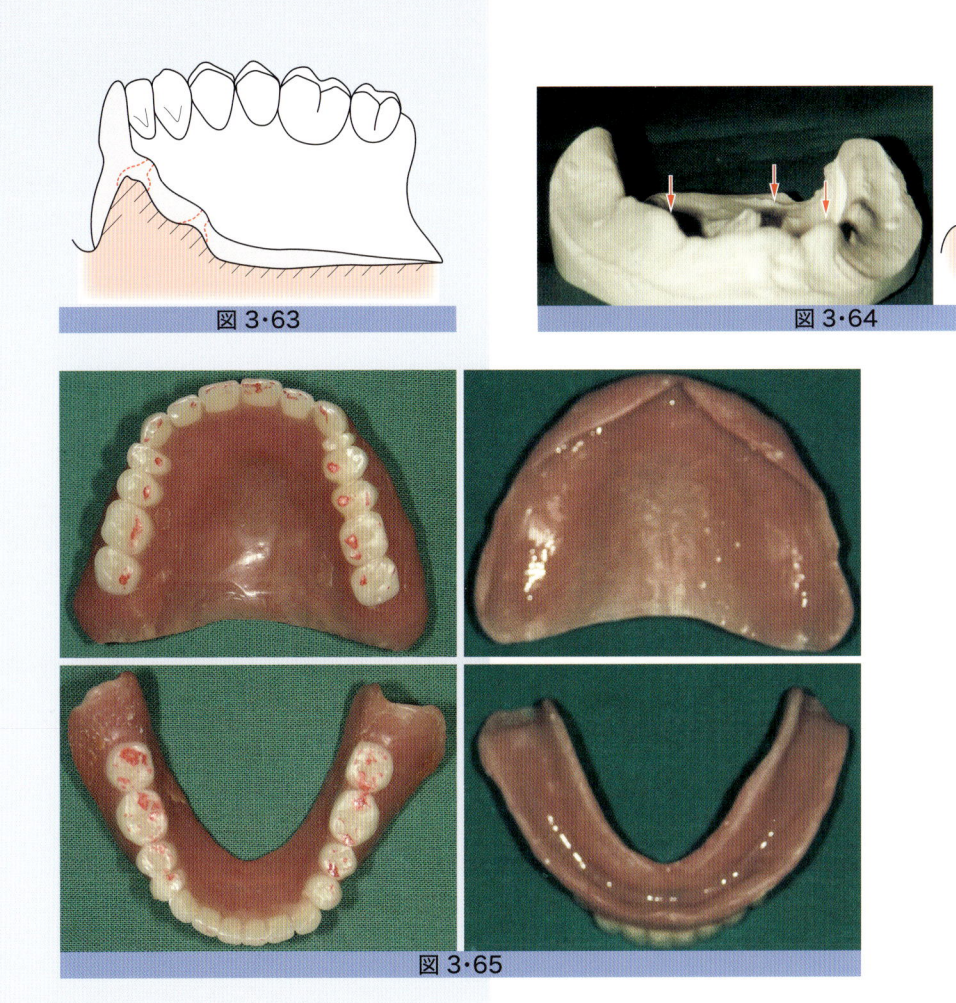

図 3・64

図 3・65

c　リベース処置

　新義歯のリベースでは，リベース材は比較的ゆるく練って，うすく流れのよい状態にして使います．次に注意することは，リベース中は中心咬合位で咬合力を加え，噛み込んだ状態で維持して硬化を待ちます．加える咬合力は，ギュッと噛み締めてもらいます．

　硬化を待つあいだに，噛んだまま舌を左右に動かす，口唇をすぼめたり引いたりする，そして口唇を左右に動かす運動を行ってもらいます．

　リベース材の硬化を待って取り出しますが，このとき図 2・45 に示したように，もとの義歯床縁よりリベース材で伸びた部分は新たに床縁となる部分なので，削除しないようにします．この部の粘膜面と反対側に，即時重合レジンを追加して義歯床として整えます．最後に義歯全体を研磨して完成します．

　完成した全部床義歯を図 3・65 に示します．

新義歯の装着と咬合調整　75

装着後 アフターケアとメインテナンス

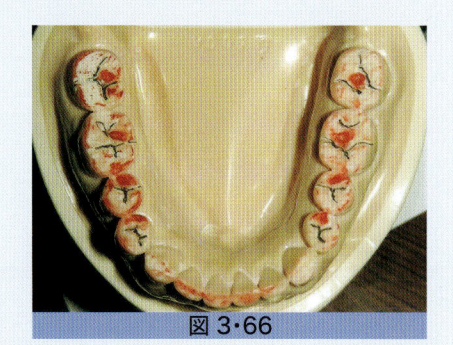

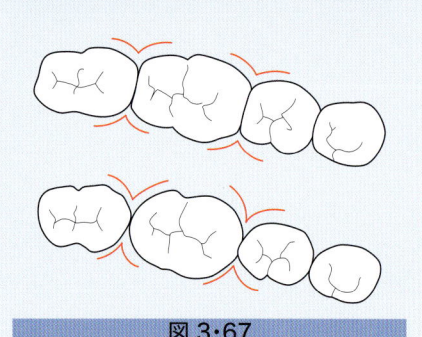

13 新義歯使用後の不満

　全部床義歯を装着して咀嚼するうちに，患者さんが訴える不満があります．咬合に関係する事項のなかから，著者の経験を記します．

● **食品が滑って噛みにくい**

　食品によっては，「すべる」と訴えられる患者さんがあります．

対策-1　食品のすべりには，下顎臼歯咬合面の裂溝の幅を広く，溝を深く形成します．

対策-2　人工歯排列で，1歯対2歯の排列関係が食品のすべりを防止します．とくに図3・66に示すように，下顎第二小臼歯と第一大臼歯の隣接面上に，上顎第二小臼歯の舌側咬頭が咬合する排列が重要になります．

対策-3　下顎臼歯の隣接面形状によって，すべり現象は異なります．図3・67に示す上図よりも，下図に示す隣接面形態のほうが，食品のすべりを防止することができます．

● **歯が滑って，キュッという音がする**

　下顎臼歯咬合面を水平に削合調整すると，「いつもではないが，たまにキュッという音がして歯がすべる」と訴えられることがあります．著者はこれまで30数年にわたって，このような咬合面を構築した全部床義歯を装着していますが，このような患者さんを数名記憶しています．

　この現象は，まさしく上顎舌側咬頭が下顎の水平な咬合面上をすべるときに，滑走音として発せられるものです．患者さんがあわてているような場合によく発せられるようですが，頻繁にみられる場合は調整が必要です．

　その防止処置は簡単です．下顎大臼歯の咬合面の裂溝幅を広く，そして深く形成します．この処置で，すべる現象と音はほとんど止まります．ただこの滑走音は，天然歯でも咬耗して平坦になった咬合面では，ときどき起こる現象です．決して病的なものではないことを付け加えて下さい．そしてゆっくり食事をするように話します．

14 新義歯の装着と管理

　図3・68に口腔内で最終調整を終えた新義歯を装着した患者さんの写真と，比較のために図3・69に旧義歯を装着した写真とを示します．顔貌から気づくことは，咬合高径の変化です．新義歯では咬合高径は低くなり，

図3・66

図3・67

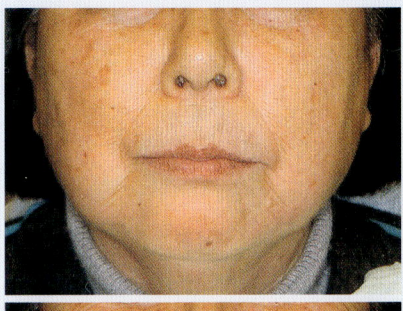

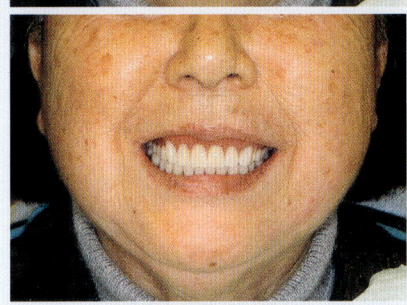

新義歯装着時の顔貌
図3・68

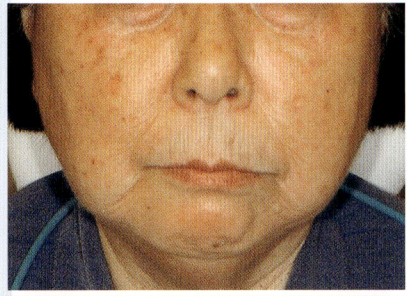

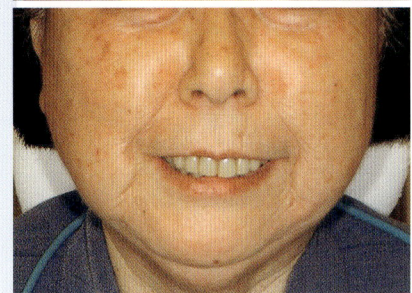

旧義歯装着時の顔貌
図3・69

顔貌にゆとりを感じます．一方，旧義歯では高径が高く，顔全体が引き伸ばされたように感じます．この患者さんの義歯が最後まで安定しなかった最大の理由は，咬合高径が適正な高径でなかったことです．この患者さんは新義歯の装着後，1回だけ「左側レトロモラーパッドの内側がわずかに擦れる」と訴えて来院されました．そこを削合調製したのみで，その後は来院されていません．

この患者さんの旧義歯のように，咬合高径が高いと，くいしばりなどのブラキシズムの症状を発生します．したがって咬合高径を変化させないかぎり，義歯内面をどんなに調整しても痛みがとれないのです．

a　新義歯装着後の不快症状の発生

義歯がうまくできたか否かの分かれ目は，装着後にどの程度の痛みが発生し，何回の調整で治まるかによって決まります．どのような名人がつくった義歯でも，装着したあと不快症状がまったく発生せず，なんでも咀嚼ができるのはまれです．

本書に則って義歯を作製したとしても，義歯を装着した患者さんが，すぐに何でも咀嚼できるかというと，そうではありません．

とくに初めて全部床義歯を装着する患者さんでは，さまざまな不快症状が発生します．それはどうしてでしょうか．

原因-1　顎堤の歯槽骨に鋭縁部が残っているため

つまり無歯顎になる過程で抜歯が行われます．すると抜歯窩上の粘膜は治癒しても，骨の平坦化には時間がかかります．したがって粘膜下の骨の

鋭縁が義歯床と当たって痛みが発生するのです．

原因-2 初めて全部床義歯を装着した患者さんは，義歯を装着して食事をすることに慣れていないため

　全部床義歯の前には，おそらく部分床義歯が入っています．しかし部分床と全部床では，義歯を口腔内に維持するメカニズムがまったく異なります．部分床では義歯の維持は，残存歯にかけられたクラスプがはたします．しかし全部床義歯では，義歯そのものが維持と咀嚼機能の両方を行っています．全部床義歯では，咀嚼のたびに程度の差はあるものの必ず義歯は動きます．義歯の動きをコントロールしながら咀嚼をすることになります．初めて全部床義歯を装着された患者さんは，義歯を上手く使いながら咀嚼することに慣れていないのです．義歯の動きをコントロールできないと義歯床面と粘膜面の位置に狂いが生じ，痛みの発生につながります．したがって初めて義歯を装着した患者さんで不快症状が発生した場合には，床面の処置だけでなく，咬合圧で義歯が動かないように厳密に咬合調整を行う必要があります．

　一方，長年全部床義歯を使用している患者さんの場合には，新義歯を作製したときの事情はまったく違います．このような患者さんでは，顎堤が義歯の適合にマッチした形態になっていることもありますが，装着したその日から痛みもなく咀嚼ができることが多いのです．

　新義歯を装着して発生する不快症状の大部分は痛みです．このときの痛みに対する処置は，旧義歯に対する処置となんら代わりはありません．同じように根気よく対処するしかありません．

b　義歯の管理とリベース処置

　次に日々の義歯管理はどのように行ったらよいのかについて述べます．

●義歯の扱いと注意事項

　レジン床義歯の扱いで，最もトラブルのあるのがコンクリートやタイルの床に義歯を落下させたときに起こる床縁の破折です．一度落とした経験のある患者さんは，二度と落とさないように気をつけるようになります．

　新聞紙の下に義歯があるのを知らずに踏んで壊し，来院された患者さんを何度か経験しています．

　ある患者さんは車酔いしたため，道路に出て食べたものを吐いたところ，全部床義歯も一緒に吐き出したそうです．そこが車道であったため，あとから来たトラックに入れ歯が踏みつけられ，金属床が延べ板のようになった義歯を持って来院されたことがあります．

　ある医学部の救急救命センターの先生から伺ったお話で驚いたのは，上顎の全部床義歯を喉に詰まらせ，救急車で来院された患者さんが，20数年間で数人あったというのです．

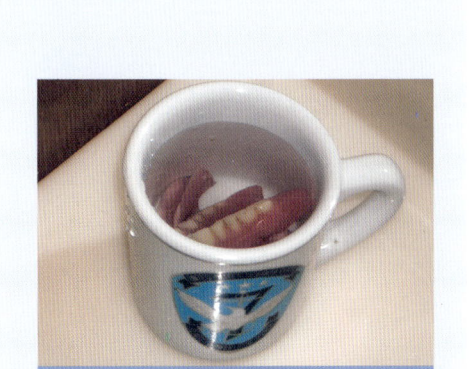

このように思いもかけないトラブルが起こります．

●食後の義歯清掃

食後の義歯清掃について，患者さんに，「毎食後，必ず義歯を洗ってください」と話されると思います．そのときブラシの使用はどうするのでしょうか．市販の発泡剤だけで洗浄するのがよいのでしょうか．

なぜ清掃するのか，もう一度考えてみましょう．義歯に食片がついているとミクロ的に多泡性の床用レジンが汚れ，義歯臭の原因になるためです．したがって義歯をいつも清潔にする必要があります．発泡製剤を用いて汚れをとることができるでしょうか．もしコマーシャルのように上手くいくのであれば，天然歯でも，口の中に発泡剤を一錠放り込めば歯ブラシを使用しなくてもよいことになります．天然歯よりも汚れがつきやすく，落ちにくいのが義歯ではないでしょうか．

著者は，義歯清掃は流水下で，歯ブラシを用いて，ごく軽くブラッシングをすることを勧めています．そして就寝前の1日1回にかぎり，歯磨き粉を使って義歯の粘膜面以外の外側を磨きます．ただし軽く数回のブラッシングにとどめるようにします．そして次に流水下で洗いながら，粘膜面を軽くブラッシングするように話しています．

●夜間の義歯保管

次に義歯の保管の問題です．大部分の先生方は，図3・70に示すように，「夜間義歯を外したら，水に浸しておいて下さい」と話されるでしょう．

なぜ義歯を水に浸すのでしょうか．「義歯が乾燥すると，装着したときに義歯が吸水するため装着感が悪いから」といわれると思います．たしかに一理あります．しかし夏場の暖かい水に，食事のかすのついた義歯を一晩浸すと，水はどうなるでしょうか．

著者は，夜間に外した義歯は乾いたところに置き，朝，十分水浸してから装着される患者さんを知っています．

義歯調整時に義歯床を削ると床面に削った傷跡がつきます．これを丁寧に研磨して最後にルージュまでかけると，削ったところと，そうでないところの区別がつかなくなります．しかし忙しい日常の臨床では，そこまで手間をかけることはできません．「義歯を水に浸しておいて下さい」という理由の1つに，義歯が乾燥すると傷跡が目につきやすいので，傷跡を隠すというのもあるでしょう．

著者も，過去には，義歯は水に浸すように患者さんに話していたことがあります．しかし現在は，調整後の研磨は，ルージュまではかけませんが，サンドペーパーからレーズによるブラシ研磨まで行っています．したがって新義歯が調整後に乾燥すると，ルージュのかかったところとブラシ研磨のところがみてとれます．しかし患者さんから文句をいわれたことはありません．

図3・70

そして「夜間外しておく場合は，水洗後に乾燥したところに置いてもかまいません」と話しています．

● 就寝時の義歯の装着

「就寝時，義歯をつけたままにするのか外すのか」よくある質問です．著者は，「就寝時は患者さんの好きなようにしてください」と話しています．夜だけ義歯を外す意味はなんでしょうか．床面と粘膜の接触をなくして，粘膜を保護するために夜間に義歯を外すのでしょうか．もし義歯の使用が粘膜にとって多少とも有害な作用があるなら，日中の義歯装着時間のほうがはるかに長いのです．現在の床用レジンが用いられるようになって70年以上の歴史があります．このあいだにレジンによる生体への害作用で致命的な報告はあったでしょうか．著者の知るかぎりありません．だとすれば夜間の義歯装着は，食後の清掃さえ怠らなければ問題ないはずです．

夜間はいつも義歯を外していた方が，阪神淡路大震災を経験して，入れ歯の大切さを知ったとのこと．それ以後は，夜も義歯を入れたまま休むようになったそうです．

● 義歯の観察への注意

義歯を装着し，咀嚼できるようになると，義歯は患者さんの体の一部になります．これは好ましいことですが，反面，義歯に対する注意がおろそかになることがあります．それは義歯の破折です．義歯が真二つに折れてしまった場合，とくに下顎義歯の修理は困難になります．

義歯が完全に破折分離する前に破折線が入り，それが成長して完全に折れるのです．したがって破折線がみられた段階で来院してもらうことが大事です．

そこで著者は，破折の起こる危険性と，起こる可能性のある部位について必ず話しておきます．そして，ときどき義歯の破折線があるかどうかを観察してもらうようにしています．

● 定期点検とリベース

新しい義歯を装着したときには，義歯床は粘膜と密着しています．患者さんは，「義歯床内面に食片残渣が回り込まないので快適な状態です」といいます．しかし月日が経過すると義歯は必ず少しずつ緩んできます．その変化は日々わずかなので，患者さんはまったく気がつきません．そして苺のような食品を食べたときに，小さな種が床内面に回りこんで痛みを感じ，義歯の緩みを実感します．

新義歯を入れて13年間も無調整で経過したという報告を読んだことがあります．義歯を装着して何年無調整でいられるか，が上手い義歯ではありません．ヒトの無歯顎は変化します．変化の程度は個人差があります．顎が変化して義歯が合わなくなったら，リベースをして適合性の回復をはかるようにします．

また顎堤は義歯床内面の形に合うように変形することもあります．このような変化と義歯床にかかる咬合力のバランスがとれると，調整の必要はないでしょう．でもこのような例はごくまれです．

　常に快適に義歯を装着するには，定期点検で義歯の緩みを歯科医師が観察し，必要に応じてリベースします．著者は，定期点検の間隔を男性では1年，女性では6か月としています．高齢の女性で骨密度が低下し，骨そしょう症の域にある患者さんでは，もっと短い間隔で義歯の安定をみておくことも必要です．

c　レジン床義歯の耐用年限

　どんなに厳密につくられた義歯でも，床用レジンの物性は歳月の経過とともに劣化するのは周知の事実です．また長く使っていると，どんなに清掃を丹念に行っても少なからず義歯臭が発生するようになり，これが老人臭につながります．また床用レジンは，長期間経過すると，リベース用レジンや即時重合レジンとの結合が悪くなります．したがって義歯は一生使用するものではなく，作製してから一定間隔で新しくつくり直しながら使用するものなのです．

　ではどのくらいの間隔で新義歯につくり直すのでしょうか．すなわち義歯の耐用年数とはどの程度のものでしょうか．患者さんがつくり直す意志があるかどうかによりますが，著者は患者さんに「6〜7年の間隔で新義歯に替えたほうがよい」と話しています．

4 全部床義歯安定の咬合理論

　2009年,『咀嚼・咬合論』を上梓して以後,著者の咬合に対する考えはさらに深まりました．本章では,全部床義歯作製にあたり,『咀嚼・咬合論』に記載していない事項について解説しました．そのほかの理論的事項については,『咀嚼・咬合論』に記載の"ベクトル咬合理論"を参照して下さい．

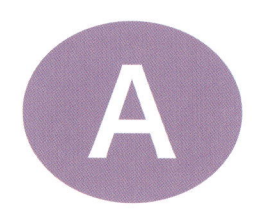

A 片側性均衡咬合の成立と咬耗の役割

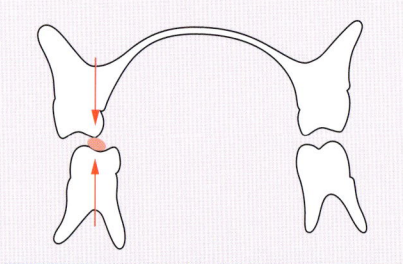

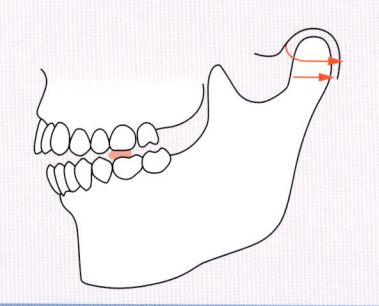

図4・1

図4・2

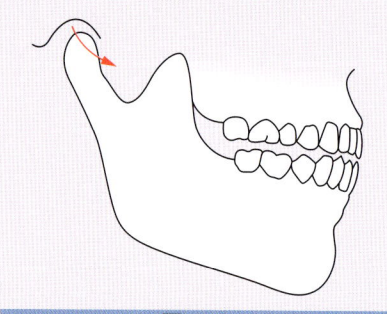

図4・3

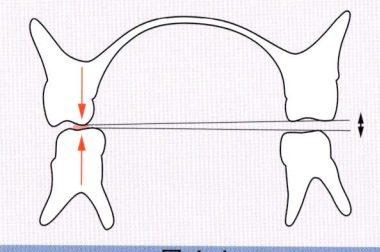

図4・4

　全部床義歯の咬合の安定には，両側性均衡咬合と片側性均衡咬合という2つの咬合バランスの取り方があるといわれています．しかし両側性均衡咬合は，咬合力学的には成り立ちません（『咀嚼・咬合論』参照）．したがって全部床義歯では，片側性均衡咬合（以後片側性均衡という）の構築が必要になります．

　片側性均衡とは，図4・1に示すように咀嚼時，非作業側にバランスを求めなくても，作業側で咬合バランスをとりながら食品の破砕や粉砕を行うものです．すなわち非作業側の歯が接触しない状態で，義歯が安定していることをいいます．

　では，どのようにして片側性均衡を成立させるのでしょうか．

　結論からいうと，**片側性均衡とは，天然歯列では自然に成立している咬合様式**です．それを理解することは，全部床義歯安定のための人工歯排列や咬合調整にも生きてきます．

　まず天然歯列で片側性均衡が自然に成立する理由を説明します．

　左側で食片を破砕しようとすると，下顎は左方向にわずかに移動します．すると左側の下顎頭は，図4・2に示すように回転と，わずかな後方移動をします．

　一方，非作業側である右側の下顎頭は，図4・3に示すように顆路に沿って前下方に移動します．これらの顎の動きは，ベネット運動としてよく知られています．

　この動きを下顎歯の動きでみると，図4・4に示すように右側では下顎頭が前下方に移動するので，上下顎歯は離開するようになります．したがって右側の上下顎歯の離開度は，左側のそれより大きくなります．

　その状態で食片が破砕されると，図4・5に示すように左側の歯が最初に接触し，そこから中心咬合位まで咬合滑走して，非作業側の歯が咬合接触します．また破砕されにくい食片では，右図のように作業側の上下顎歯は，最大咬合力が発揮できるように中心咬合位に向かって噛み込んでいきます．

　このように咀嚼時には，常に作業側の歯が最初に咬合するように，すなわち片側性均衡が自然に成立するような顎の動きをしているのです．

84　4 全部床義歯安定の咬合理論

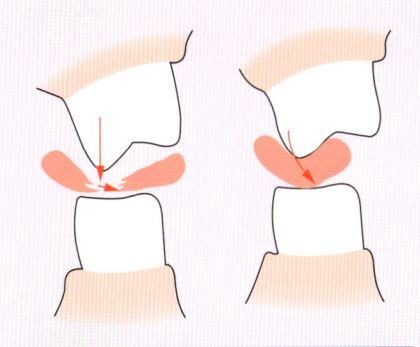

図 4・5

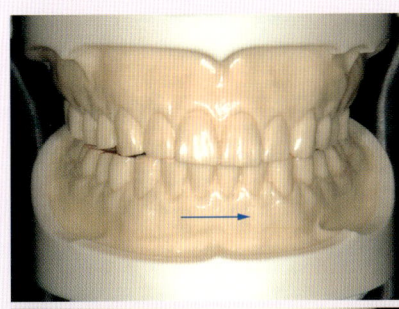

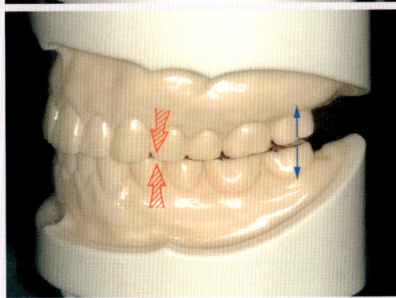

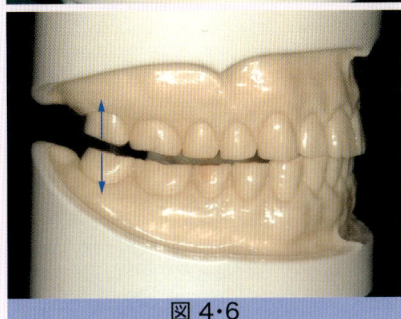

図 4・6

次に下顎側方滑走運動について，図 4・6 を用いてさらに詳しく解説します．下顎が大きく左側に滑走移動すると，先ほども述べたように左側の下顎頭は回転と後方移動をします．ということは下顎頭が咀嚼運動時より大きく回転や後方移動をすると，下顎窩内で下顎頭は，図に示すように本来の位置よりごくわずかに下がります．わずかでもこの現象が起こると，左側の上下顎臼歯は後方ほど触れなくなります．

この離開はどのくらいかというと，上下顎歯の咬合接触で 10 μm 離れれば低いと感じられ，30 μm になると接触しないのと同じといわれています．したがってほんのわずか離れれば離開となります．一方，右側では，下顎頭は顆路に沿って前下方に移動するので，上下顎歯は完全に離開しています．

では側方滑走運動時に，最後まで接触している部位はどこでしょうか．それは図 4・6 に赤矢印で示した第一小臼歯です．したがって $\frac{4|4}{4|4}$ の咬合接触は，全部床義歯や天然歯の滑走運動の安定のためには，きわめて重要な歯となります．

これまでの説明でお気づきのように，咀嚼運動では非作業側の臼歯は，ベネット運動によって常に上下顎歯は触れないようになっています．とくに咬耗して平坦になった咬合面では，この片側性均衡がごく自然に成立しています．

このような咀嚼時の顎の動きを全部床義歯に取り入れ，片側性均衡が成立した咬合を構築するには，どのようなことに注意したらよいのでしょうか．

注意-1 咬合様式をリンガライズドオクルージョンとグループファンクションにする

注意-2 人工歯排列では，第一小臼歯を下顎歯槽頂上に配置する

注意-3 上下顎第一小臼歯の咬合接触点を確実に確保する

とくに第一小臼歯を下顎歯槽頂上に排列し，この歯の咬合接触を確実にすると，側方滑走運動で義歯の安定はよくなります．

上顎第一小臼歯の咬合接触を確実にするということは，この歯の頬側咬頭内斜面に，滑走の誘導面をつくることではありません．咬合様式は，あくまでリンガライズドオクルージョンで，咬合接触はほかの臼歯とまったく同様に，下顎第一小臼歯の平坦な咬合面に，直径 2～3 mm の点接触を呈するグループファンクションにすることです．

片側性均衡咬合の成立と咬耗の役割　85

B 中心位と中心咬合位の臨床的意義

1 中心位の定義

中心位という顎位は，GPT-8によると「**下顎頭が関節円板の最薄部とともに下顎窩の前上方に位置し，関節結節に接しているときの上下顎の位置関係である**」と定義されています．しかしドーソンは，この定義と異なり最上方位としています．そのほかさまざまな意見があり，今日にいたっても中心位という顎位，ならびにその臨床的解釈は，まだまだ混沌のなかにあります．

しかし現実の歯科治療では，その原点にある中心位に対して，明解な臨床的基準を設ける必要があります．なぜなら全部床義歯をはじめとして，すべての補綴物は必ず咬合器を用いて作製します．したがって咬合を構築する原点は，顎関節にあるといっても過言ではないのです．

1日も早く，中心位としての下顎窩と下顎頭の位置関係と，その臨床的意義を明確に定める必要があります．

2 中心位の新しい定義

著者は，中心位を次のように定義しています．

定義-1 中心位とは，下顎頭が下顎窩内のおおよそ中央に位置するところにあって，咀嚼筋と靭帯が最も安定しリラックスした状態にある下顎頭と下顎窩の位置関係である

定義-2 下顎窩に対する下顎頭の位置関係は，蝶番のような機械的な関係ではなく，ある範囲内に安定する幅をもっている

ここで最も安定しリラックスした状態とは，咀嚼筋や靭帯が伸びも，縮みもしないことをいいます．

したがって中心位としての下顎頭と下顎窩の位置関係は，図4・7に示すように下顎頭は下顎窩内で一定の位置ではなく，下顎頭が下顎窩内で前後，左右，上下に，ある幅内に位置すれば，安定した中心位の顎位とします．

また左右の顎関節において，下顎頭の下顎窩内での位置が，図4・8に示すように左右側で違っていても，生来のものであって顎関節に異常がなければ，正しい中心位の顎位とします．

この中心位の定義は，著者の咬合理論の原点になっている考え方です．

次にこの中心位の顎位の臨床的意味を考えてみましょう．

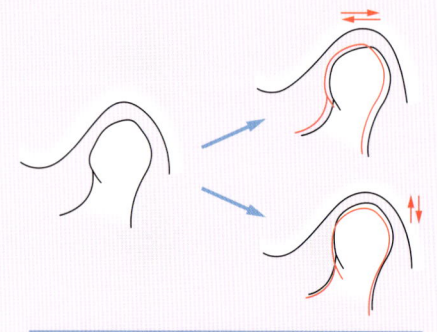

図4・7

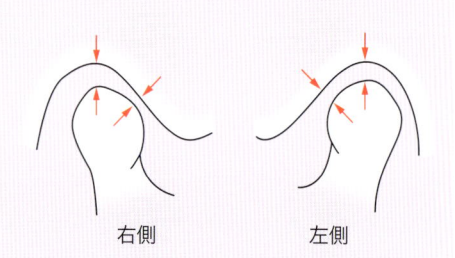

図4・8 右側　左側

図4·9

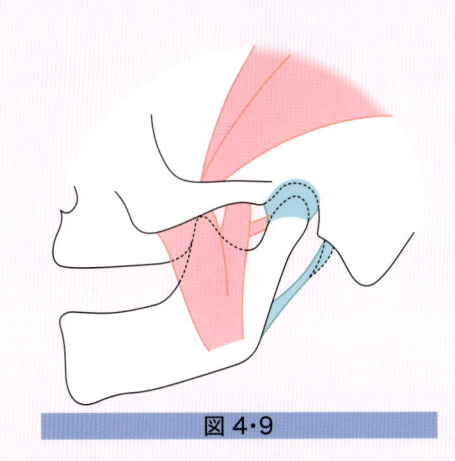

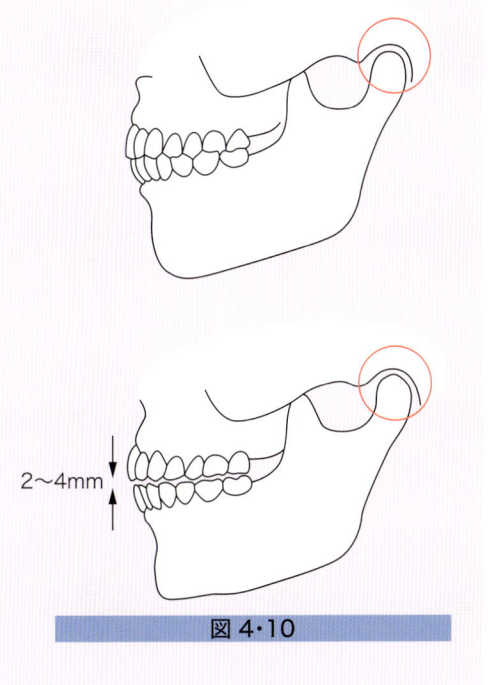

a　下顎安静位と中心位の関係

下顎安静位とは，図4·9に示すように上下顎歯の咬合とは関係なく，咀嚼筋や靱帯のリラックスした状態をいいます．したがって「下顎安静位という口腔での顎位は，顎関節でみると中心位の顎位である」ということができます．

下顎安静位という口腔での顎位は，顎関節でみると中心位という顎位の1つなのです．中心位の顎位の1つというのは，咀嚼筋や靱帯が安定しリラックスした状態は，下顎安静位の顎位だけではないからです．次にそのほかの口腔の顎位について説明します．

b　中心咬合位

「中心咬合位とは，下顎頭と下顎窩の位置関係や関節円板に関係なく，歯の最大咬合接触時における上下顎の位置関係である」と定義されています．

中心咬合位の顎位には，垂直的顎位と水平的顎位とがあります．

● 垂直的顎位

「中心咬合位の垂直的顎位とは，下顎安静位から垂直に2〜4mm噛み込んだ咬合高径である」と多くの成書に記載されています．そして下顎安静位と中心咬合位のあいだの2〜4mmに相当する空間は，**安静空隙**とよばれているのは衆知の事実です．

● 水平的顎位

中心咬合位の水平的顎位とは，下顎安静位から噛み込んで上下顎歯が最大咬合接触した上下顎の水平的な位置関係です．

この場合に，下顎安静位から垂直に噛み込んで最初に咬合接触した位置が，そのまま最大咬合接触位となる場合と，その接触から前後左右のどちらかにずれて，最大咬合接触位になる場合とがあります．

前者は，顎関節からみると中心位の顎位です．なぜかは次のcで説明します．

一方，後者は最初に上下顎歯が触れるまでは中心位の顎位ですが，そこからずれることによって，顎関節では中心位の顎位からはずれることになります．したがって中心咬合位の水平的顎位には，中心位と一致する顎位と，中心位からはずれる顎位とがあることになります．

c　中心咬合位と中心位の関係

中心咬合位の垂直的顎位とは，これまで説明したように下顎安静位から2〜4mm噛み込んだ位置にあります．

図4·10に示すように，下顎安静位から2〜4mm噛み込んだ中心咬合位の顎位とは，顎関節からみるとどの程度の変化でしょうか．

2〜4mm

図4·10

中心位と中心咬合位の臨床的意義　87

上下顎の歯間距離で 2～4 mm の顎の動きでは，下顎頭の下顎窩に対する変化は，下顎安静位の顎位とほとんど変わらないといえます．すなわち中心咬合位の顎位も，顎関節でみると，下顎窩と下顎頭の位置関係は中心位の顎位と同じと考えられるのです．

このことから結論すると，中心咬合位も中心位の顎位の1つといえます．
つまり口腔で下顎安静位から中心咬合位までのあいだの顎位は，顎関節では中心位の顎位になるのです．

d 下顎安静位と中心咬合位の違い

中心位の顎位とは，口腔では下顎安静位から中心咬合位の顎位であるとしました．そこでこの2つの顎位は，中心位の定義でいう咀嚼筋や靱帯のリラックスが得られているのでしょうか．そのことについて考えてみましょう．

下顎安静位では，図4・11の上図に示すように，上下顎歯は完全に接触していません．したがってこの顎位は，咀嚼筋と靱帯がリラックスした状態であることは容易に理解できます．

一方，下図の中心咬合位とは，上下顎の歯は咬合接触状態になっています．そして，くいしばると咀嚼筋は収縮のための筋活動をはじめます．したがって，くいしばった状態は，咀嚼筋のリラックスとは異なります．

しかし中心咬合位に噛み込む直前，すなわち限りなく中心咬合位に近い顎位までは，咀嚼筋と靱帯はリラックスした状態にあるといえます．したがって正確に中心位を口腔内の顎位でいうと，下顎安静位から中心咬合位に噛み込む直前までの顎位ということになります．しかし中心咬合位でも，筋の収縮活動を伴わなければ，下顎安静位から中心咬合位までが中心位の顎位である，としても間違いではありません．

e 中心咬合位が中心位からずれた顎位とは

中心咬合位が，中心位からずれて最大咬合接触する場合について考えてみましょう．

下顎安静位から垂直な閉口運動によって最初に咬合接触をします．ところがその位置からずれて最大咬合接触位に移る場合には，咀嚼筋の収縮による筋活動を伴わなければなりません．また下顎が最大咬合接触位にずれることは，顎関節からみると中心位とは異なる顎位となります．

したがって下顎安静位から噛み込んで，最初の咬合接触した位置からずれた中心咬合位の顎位は，顎関節からみると中心位の顎位ではないことになります．

中心咬合位という顎位は，咀嚼の閉口運動の終末位であり，上下顎の顎

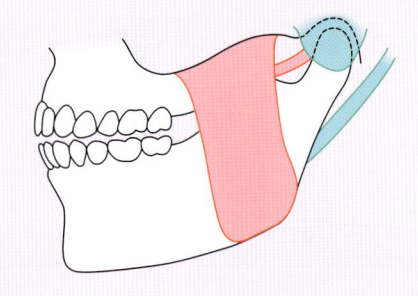

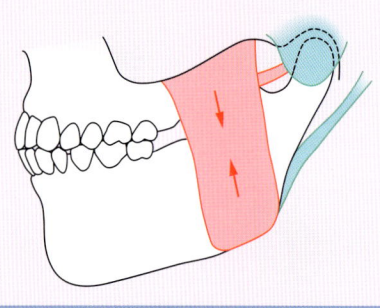

図4・11

間距離を決定し，顎関節ならびに咀嚼筋や靱帯の安静を得るための最も大切な顎位なのです．

その顎位が中心位と一致して安定する場合と，常に咀嚼筋をはたらかせて無理やり異なった顎位に導かれる場合では，顎関節での位置関係ならびに咀嚼筋や靱帯の安静にとって大きな障害となります．ここに顎関節症発症の病因があるのです．

3 中心位の臨床的意義

a 中心位の自由度

中心位の自由度という理論について説明します．

この理論のもとになったのがロングセントリックの概念です．ロングセントリックはスカイラーの報告によるもので，咬頭嵌合位と顎の最後方の咬合位が，ともに生理的に機能することによって，快適な咬合状態が得られると提唱したことにはじまります．

そして咬頭嵌合位と最後方咬合位のあいだの前後間に，図4・12 に示したような自由に滑走できる領域を設定し，これをロングセントリックとしました．さらに側方滑走運動での領域は，ワイドセントリックとよばれる滑走領域を設定しています．

ドーソンもこの考え方を引き継いで，中心咬合位から自由に移動できるような一定空間を，**中心位からの自由性**という言葉で表しています．

中心咬合位から一定域の自由な咬合接触が，なぜ快適な咬合につながるのでしょうか．

ドーソンは，その臨床的根拠を示していません．

著者の"ベクトル咬合理論"で提唱する下顎臼歯の平坦な咬合面と，そこに咬合する上顎臼歯の舌側咬頭の1点接触は，まさにこの中心位の自由性を咬合にもたせていることになるのです．著者は，これを**中心位の自由度**と表現しています．

そこでこの項では，中心位の自由度が，咬合の安定に関与する臨床的根拠について解説します．

中心位の水平的自由度

著者は，中心咬合位から前後左右に一定範囲で，自由に滑走できるあそびを設けることを，中心位の自由度と表現します．まず中心咬合位の問題なのに，なぜ中心位の自由度と表現するのでしょうか．

それは先にも述べたように，中心咬合位の顎位は，顎関節では中心位の顎位の1つであるためです．

中心咬合位に"あそび"をもたせることによって，快適な咬合状態が得られることは，顎関節の動きと関係しています．そのことは，まさにスカ

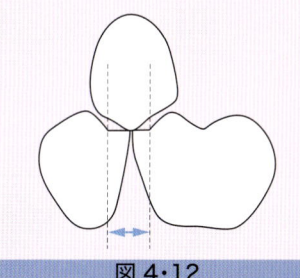

図4・12

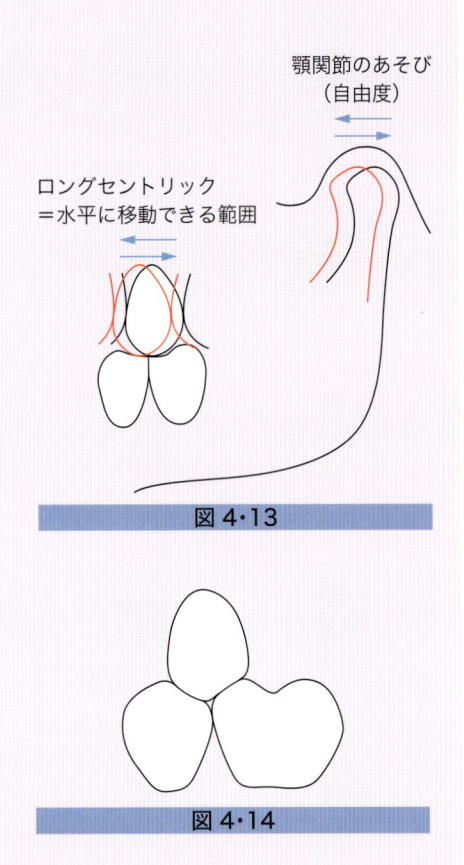

イラーのロングセントリックを付与すると，安定した咬合状態が得られることの臨床的根拠にもなります．

著者の中心位の定義は，先にも記載したように「下顎頭が下顎窩内のほぼ中央に位置するところにあって，咀嚼筋と靭帯が最も安定しリラックスした状態にある顎位」としました．そして「下顎頭が下顎窩に対する位置関係は，蝶番のような機械的な関係ではなく，ある範囲内に安定する幅を有する」としています．

つまり中心位での下顎頭は下顎窩内で，微妙ですが，あそびの範囲を有しているのです．これが生体の顎関節です．

図4・13をみて下さい．顎関節に自由なあそびを与えることができるのは，咬合面の自由度です．咬合面で自由に咬合滑走できるあそびがあることで，顎関節に前後左右の自由なあそびができるのです．したがって咬合面の自由な咬合滑走のあそびが，顎関節の安定と直結する事項です．この咬合面は，古代人にみられる，咬耗してまったく平坦になった咬合面に通じるのです．

ポイントセントリックとは，ご存知のように，上下顎歯が咬頭嵌合位に咬合すると，図4・14に示すように，前後左右の動きはまったくできません．

これを顎関節からみるとどうなるのでしょうか．下顎頭は下顎窩内のある1点に固定された状態になります．

咀嚼運動の終末位で咬合接触のたびに，下顎頭がこの1点に強制的に制約されるとどうなるのでしょう．著者は，昔ポイントセントリックで咬合を構築していました．苦労して咬合を構築しても，患者さんからたびたびいわれたことは窮屈感でした．

なぜでしょうか．それは顎関節にあそびがないからです．そこでロングセントリックを付与すると，「あー楽になった」とよくいわれたものでした．

これまで水平的自由度について説明しました．では垂直的な自由度とは存在するのでしょうか．次にそのことについて解説します．

●中心位の垂直的自由度

顎関節の水平的なあそびは，咬合平面の自由な滑走から得られることを説明しました．では中心位の垂直的な自由度としてのあそびは，どのような顎位にあるのでしょうか．

それは安静空隙です．

安静空隙内の顎位は，これまで説明したように顎関節においては咀嚼筋ならびに靭帯にとって，リラックスした状態です．したがって下顎安静位から中心咬合位までのあいだの顎位は，顎関節にとって垂直的な自由度，

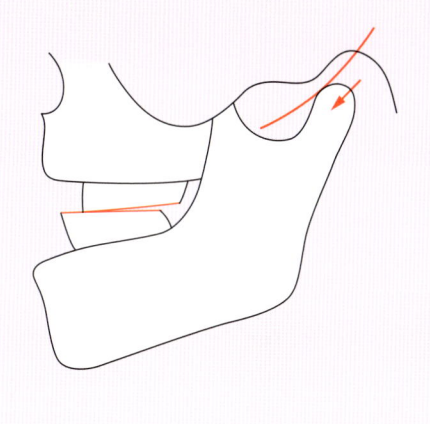

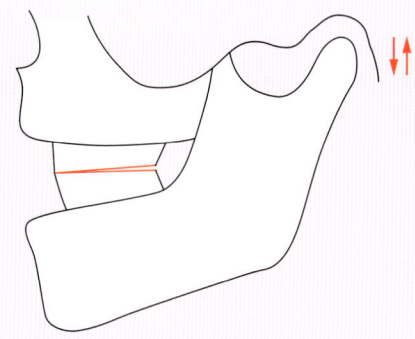

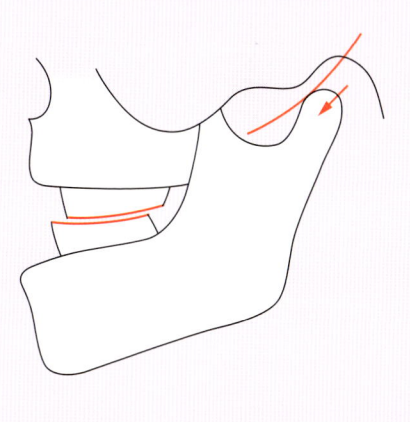

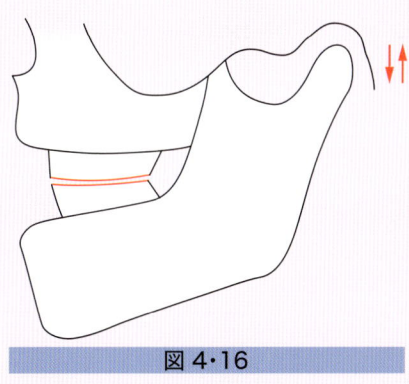

すなわちあそびの範囲になるのです．

　このあいだの下顎頭は，下顎窩内であそびとしての自由な位置をとることができ，咀嚼筋や靱帯にはまったく負荷のかからないリラックスした状態です．

　著者の中心位の定義として，「中心位にある下顎頭は前後左右，そして上下の，ある範囲内にあそびを有する」と説明しました．中心位の水平的自由度，すなわち下顎頭の前後左右の自由なあそびは，中心咬合位において下顎の水平な咬合面上を上顎舌側咬頭の自由な滑走から得られることを説明しました．

　では中心咬合位において，下顎頭の上下のあそびである垂直的自由度とは，何によって担保されるのでしょうか．図4・15 を見て下さい．たとえば咬合平面をモノプレーンとすると，下顎前方滑走ではクリステンセン現象によって臼歯後方が離開することはよく知られています．同じように下顎頭が自由度の範囲内で上下に動いたときも，臼歯後方が離開します．したがってモノプレーンの咬合平面では，顎の運動によって小臼歯のみの咬合接触となることがあるのです．

　これは咬合が安定しないこと，すなわち全部床義歯では痛みの発生につながり，天然歯では小臼歯の咬合異常となることを意味しているのです．

　一方，図4・16 に示すように，咬合平面がスピーの彎曲をしているとどうでしょうか．下顎前方滑走では，顆路の曲率と同じ彎曲をした咬合平面の場合に，どのような滑走においても全臼歯は常に咬合接触を保つことができます．また下顎頭の上下の自由度内では，下図のようにスピーの彎曲によって，ごくわずかな下顎前方移動で全臼歯の咬合接触を得ることができます．したがって中心位の垂直的自由度とは，安静空隙にあり，咀嚼運動の終末位の中心咬合位においては，スピーの彎曲によって安定した咬合が確保されることになります．

　つまりスピーの彎曲とは，単なる形式的な彎曲などではなく，咬合の安定にとってきわめて重要な彎曲といえます．

b　下顎安静位の臨床的意味

　下顎安静位はきわめて重要な顎位ですが，実のところ，その臨床的意味が，安静空隙も含めて，よくわかっていないのが現状ではないでしょうか．

　下顎安静位について『咬合学事典』には，「下顎安静位とは，上体を起こして安静にしているときの下顎の姿勢位をいう」と定義されています．また安静空隙は，「下顎安静位における上下顎咬合面間距離を，安静空隙（フリーウェイスペース）という」と定義されています．

　しかし下顎安静位とともに，安静空隙という空間の臨床的意味については説明がありません．

中心位と中心咬合位の臨床的意義　　91

そこで次に下顎安静位と安静空隙の臨床的意味について解説します．

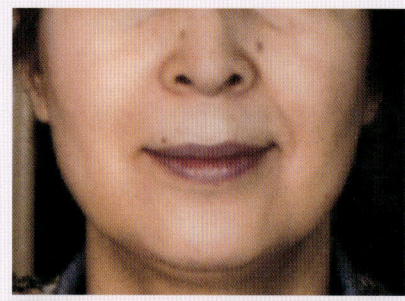

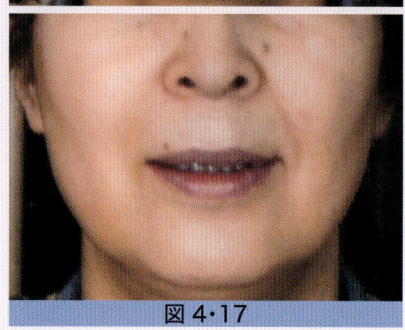

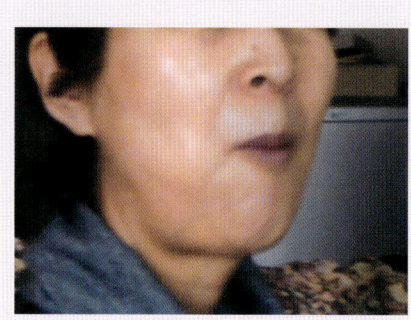

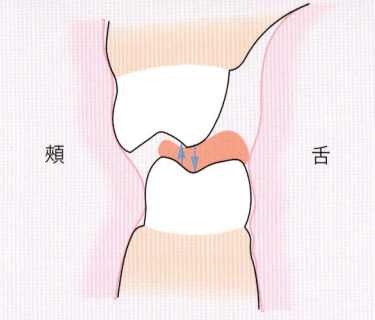

●2つの下顎安静位

下顎安静位について患者さんを観察すると，2つの下顎安静位があることに気づきます．それらは図4・17に示すように，軽く唇を触れた状態で下顎をリラックスさせて得られる下顎安静位と，唇が触れずにわずかに開いた状態で，下顎をリラックスさせて得られる下顎安静位です．

この2つの下顎安静位について，これまで用語として扱われたことがありません．

そこで唇が軽く触れる状態の下顎安静位を**閉唇安静位**とよび，わずかに唇が開いている状態の下顎安静位を**開唇安静位**とよぶことにします．

この2つの下顎安静位のうち閉唇安静位は，従来いわれている下顎安静位に相当します．実は閉唇安静位のうえに，さらに開唇安静位という下顎安静位が存在するのです．

次に閉唇安静位と開唇安静位の臨床的意味について説明します．

●2つの安静空隙の臨床的意味

下顎安静位に2つの顎位のあることを説明しました．すると当然2つの安静空隙が存在することになります．

すなわち中心咬合位と閉唇安静位のあいだの空隙を**閉唇空隙**とよび，閉唇安静位と開唇安静位とのあいだの空隙を**開唇空隙**とよぶことにします．

閉唇空隙の臨床的意味 図4・18に示すように閉唇空隙とは，唇を軽く触れた状態の上下顎の歯間にできる空隙をいいます．この空隙は，咀嚼運動を効率よく行うために存在します．

どんなことかというと，咀嚼運動は，口を大きく開けて食品を取り込み，かたい食品は咀嚼筋の大きな収縮力によって砕く破砕運動からはじまります．次に食品が小さく裁断されると，今度はより細かく粉砕し，唾液と混合する粉砕運動になります．この粉砕運動では，大きな力は必要とせず，また大きく開口する必要もありません．その代わり，多くの咀嚼回数と早い咀嚼運動が要求されて唾液と混合されるのです．

その運動は，おもに閉唇空隙内で行われる歯の上下運動によって行われます．

咀嚼運動の粉砕運動，いわゆるすりつぶし様運動とは，口を軽く閉じて食片がこぼれないようにして，上下顎の歯間に舌と頰の筋肉の協力によって，咬合面上に食片を介在させて粉砕する運動をいいます．このとき上下顎歯の間の空隙が，閉唇空隙に相当します．

そして粉砕運動で特記すべきことは，安静空隙分の歯間を開けるのに，開口筋がはたらかなくてもよいということです．

どういうことかというと，食片を嚙み潰して上下顎歯が接触したあと，上下顎歯は離開しますが，このとき閉口筋の収縮力を抜いただけで，瞬時

図4・17

図4・18
頰　舌

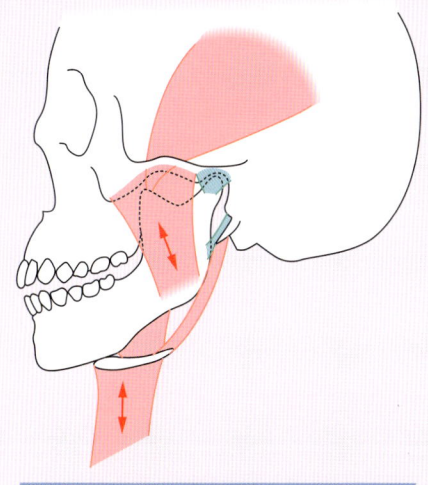

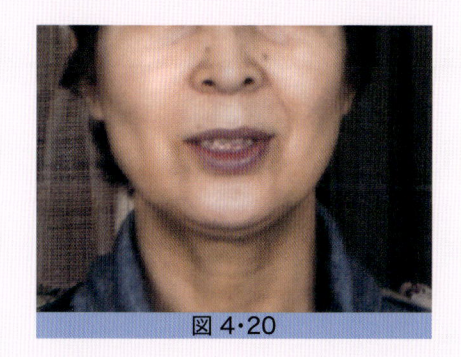

に上下顎歯は自然にある間隔，すなわち閉唇空隙分が離開するのです．

なぜそんなはたらきができるかというと，図4・19に示すように閉口筋と開口筋の筋長が，安静空隙の幅を開けて伸縮のバランスがとれるように，成長発育が行われているからです．

食品を噛み潰すために閉口筋が収縮すると，安静空隙分がなくなります．この閉口状態は，開口筋からするとわずかに引き伸ばされた状態になっています．次に噛み込みが終わって，閉口筋が収縮の筋活動を中止すると筋が緩みます．すると引き伸ばされていた開口筋が，もとの長さに戻ろうとします．そのとき開口筋は活動しなくても，安静空隙分が開いたところで，閉開口筋の筋長のバランスがとれることになります．

咀嚼運動のうちの粉砕運動は，おもに閉唇安静位と中心咬合位の間の閉唇空隙内で行われる運動です．

このような咀嚼運動により，咀嚼運動の高速化がはかれるのです．開閉口に際し開口筋と閉口筋が交互に活動を繰り返す咀嚼運動では，咀嚼運動の高速化ははかれません．

閉口筋の収縮を中止して緊張を解くと，即座に安静空隙幅だけ上下顎歯が開くことによって，効率のよい咀嚼運動が可能になります．咀嚼運動の粉砕運動では，大きな咬合力を必要としないものの，咀嚼回数を必要とします．いかに筋肉のエネルギー消費を少なくするか，すなわち効率のよい咀嚼運動をするかが，生体でも行われているのです．ここに閉唇安静位と閉唇空隙の存在する臨床的意味があります．

開唇空隙の臨床的意味 図4・20に閉唇安静位の写真を示します．唇はわずかに開いていますが，咀嚼筋や靭帯はリラックスした状態です．

この空隙は，なんのために存在しているのでしょうか．

答えは，会話機能を行うためです．

テレビでニュースを放送しているアナウンサーの口元を注意して見て下さい．唇はわずかに開いたり閉じたりするだけで，ニュースを伝えています．もちろん途中で大きく口を開けることもありますが，それは会話のはじまりや区切りのときで，一瞬です．会話中のほとんどは，開口筋と閉口筋を交互にはたらかせて話しているのではなく，開唇空隙のなかで発音が行われ，発声中は上下顎の歯が触れることはありません．そして言葉を外に伝達しなければならないために，唇がわずかに開いているのです．

このときの顎の動きは，閉唇空隙の場合と同じで，閉口筋の収縮を解くと同時に開口し，次の発音に入ることができます．そのため早口言葉のような，早い発音ができるのです．この顎の動きは会話をとおして，できるだけ無用な筋肉を使わないように，省エネがはかられているのです．

合唱などでは，大きく口を開けたり閉じたりして発声します．その発声は開口筋と閉口筋の交互のはたらきによるものです．日常の会話機能は，

中心位と中心咬合位の臨床的意義

おもに開唇安静位と閉唇安静位のあいだで繰り返される顎の上下運動です．ここに開唇空隙の存在する臨床的意味があります．

4 中心位という顎位

　中心位という顎関節での顎位は，口腔内では下顎安静位から中心咬合位までのあいだの顎位であると説明しました．そこでもう一度，開口位から徐々に口を閉じていく一連の顎の動きを図4・21, 22 に示して，開口度と咀嚼筋や顎関節の関係をとおして，中心位の顎位を説明します．

　まず口を大きく開けた開口位では，咀嚼筋のうち外側翼突筋は収縮し，ほかの咀嚼筋と靱帯は引き伸ばされた状態になっています．また下顎頭は関節結節方向の前下方に移動しています．

　この顎位から徐々に閉口すると，まず咀嚼筋や靱帯がリラックスした状態，すなわち引き伸ばされたり収縮しない中心位の顎位となります．その最初の顎位が，下顎安静位のうちの開唇安静位です．次にわずかな閉口位で閉唇安静位となり，そして最後に中心咬合位の顎位となります．このあいだの筋と靱帯はリラックスしている状態です．

　一方，無歯顎者では，中心咬合位よりさらに閉口すると，今度は咀嚼筋が収縮しなければならなくなります．そうすると顎位は中心位ではなくなり下顎後退位になります．下顎後退位の顎位では，咀嚼筋は収縮の筋活動に入り，下顎頭は下顎窩の後壁に移動する状態になります．

　中心咬合位の顎位とは，下顎安静位からはじまる咀嚼筋や靱帯のリラックスする範囲内の終末に位置する顎位であるといえます．そして下顎安静位から中心咬合位までのあいだの空間が安静空隙となります．

　さらに中心位には，垂直的自由度と水平的自由度を付与する必要があります．

　垂直的自由度とは，全部床義歯では安静空隙を人為的に付与することによって得られ，天然歯列では自然に備わっている安静空隙です．

　一方，水平的自由度は，全部床義歯では中心咬合位から自由に滑走できる範囲を付与することによって，また天然歯では，咬耗によって自然に咬合面が平坦になり自由に滑走できるようになった状態です．これが咬耗という生理的現象の生体への寄与であり，自然の営みなのです．

開口位

下顎安静位＝中心位

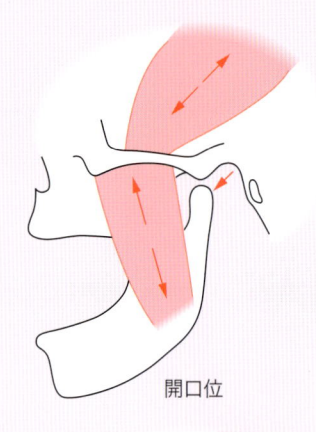

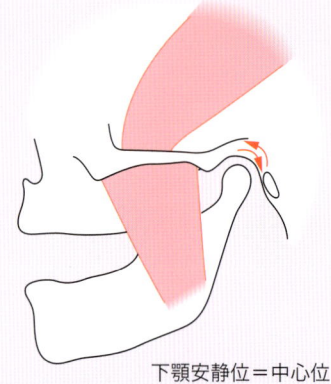

図4・21

中心咬合位＝中心位

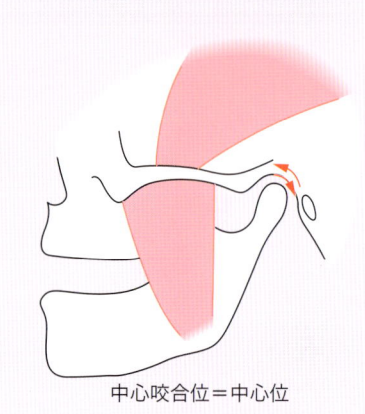

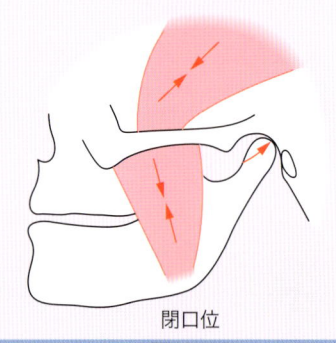

閉口位

図4・22

C 顎位診断器の原理と診断的意義

1 従来の咬合採得法

　従来の咬合採得法は，これまで説明したように下顎安静位を求めることからはじまりますが，そのワックス操作は煩雑をきわめ，誤差の入る余地が多分にあります．咬合採得の失敗は，そのまま傷みを伴う義歯になってしまいます．

　咬合力学的な見地から従来法をみると，咬合平面と下顎歯槽堤の関係を重視していない欠点があります．著者は，咬合平面と下顎歯槽堤の平行性は，義歯安定の最も重要な因子と考えています．その診査のために**顎位診断器**と名づけた装置をつくりました．

　この装置は，既存の咬合器を利用すれば簡単に自作することができます．備えておくと便利です．次に顎位診断器の原理と診査法について説明します．

2 顎位診断器の操作

　顎位診断器の原理と操作，そして診査方法を次に記載します．

　図4・23に診断器の全景を示します．図4・24に示す義歯は，某歯科医院で作製されたものですが，これまで何度調整しても痛みが取れず，来院された患者さんのものです．痛みの原因について診査していくつかの原因が明らかとなりましたが，そのうち顎位診断から明らかになったものについて説明します．

　まず義歯を顎位診断器に装着する操作について説明します．

　1．図4・25に示すように，上下顎の義歯を中心咬合位の咬合状態にして，ユーティリティーワックスまたはスティッキーワックスで固定します．

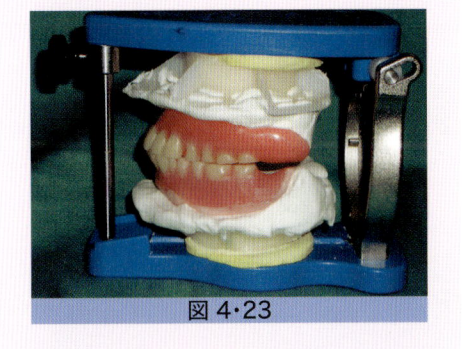

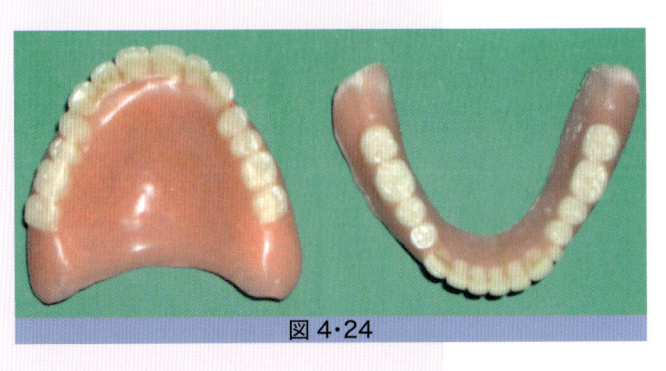

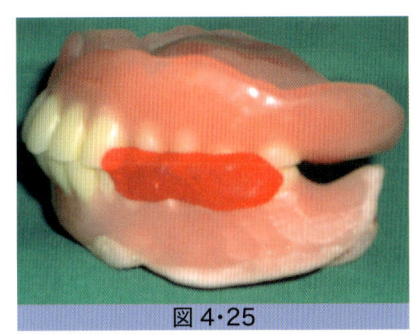

図4・23

図4・24

図4・25

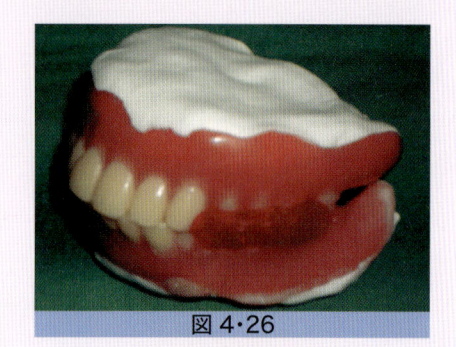

2．次に図4・26に示すように，固定した上下顎義歯の粘膜面に，粘土を盛ります．粘土には，図4・27に示す**かみねんど**（文房具用品として一般的に販売されているもの）が最も使いやすいと思います．

　3．顎位診断器の上下顎テーブルにも，図4・28に示すように粘土を盛ります．

　4．まず下顎義歯と下顎テーブルの粘土とを，図4・29の上図に示すように，合わせて固定します．

　このとき大切なことは，咬合平面を水平にして固定することです．

　5．次に，下図のように上顎義歯に盛った粘土と上顎テーブルとを合わせます．

　6．義歯を固定していたワックスを外し，上下顎のテーブル上で，義歯

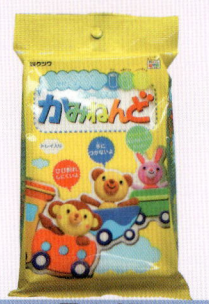

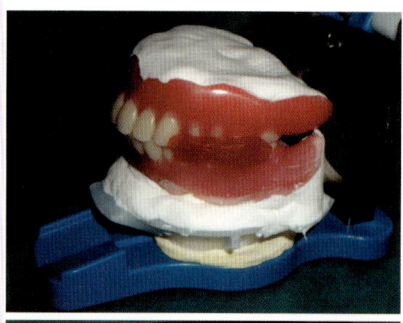

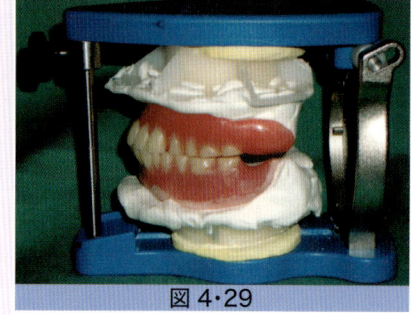

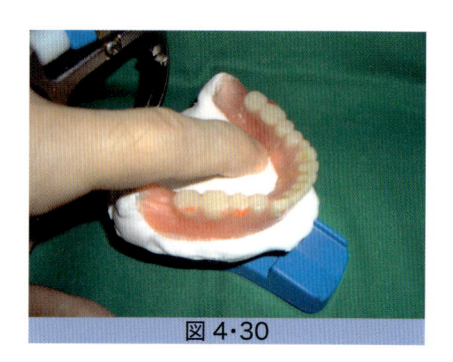

図4・26

図4・27

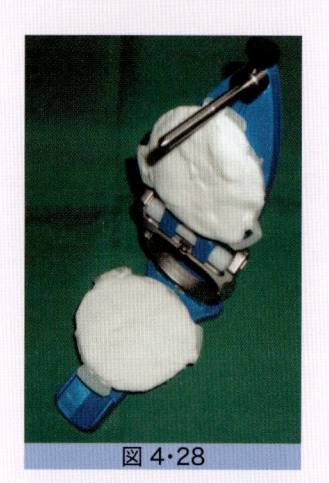

図4・28

図4・29

図4・30

床縁から盛り上がった粘土を，図4・30に示すように義歯床辺縁のレベルまで余剰部分を除きます．

　7．最後に，上下顎義歯を粘土の顎堤からはずします．

　このとき義歯床の内面に盛った粘土を変形させないように注意しながらはずします．義歯を診断器からはずした状態を図4・31に示します．

　ここまでが前準備です．

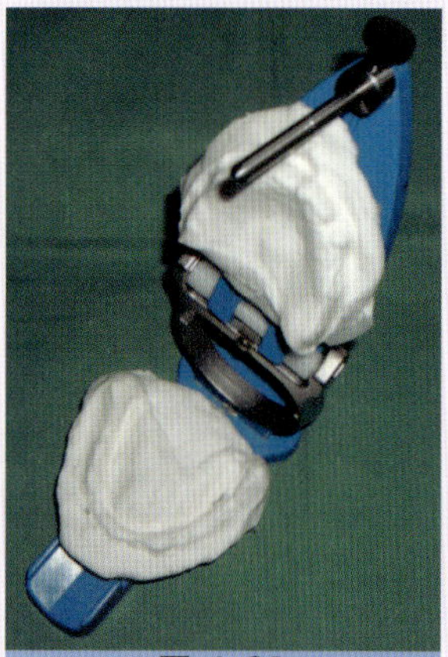

図4・31

96　4 全部床義歯安定の咬合理論

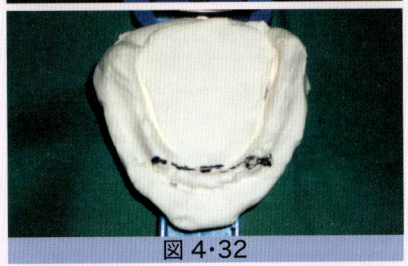

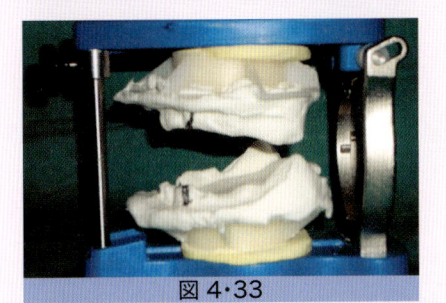

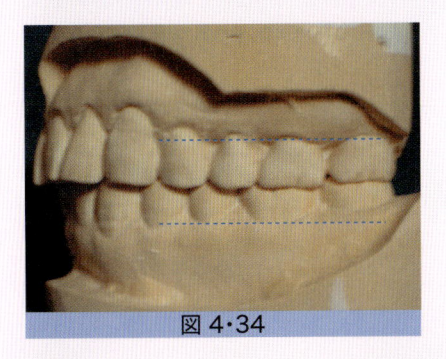

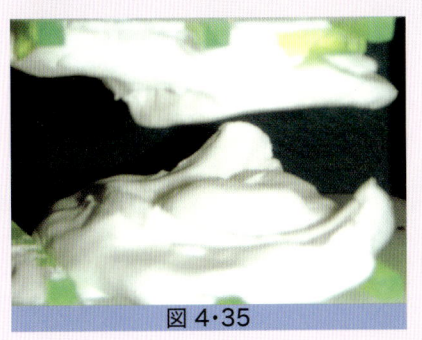

3 顎堤と咬合平面の診査と臨床的根拠

診断に先立って，図4・32に示すように上下顎の顎堤の犬歯相当部にマジックで線を引いておきます．これは模型上で，臼歯部を視覚的にわかりやすくするためです．したがって慣れると，このようなラインを引く必要はありません．

診査は，次の事項について行います．

a 中心咬合位の咬合高径が正しい顎間距離であるか否か

その診査は，顎位診断器から上下顎の義歯をはずした状態で，上下顎の歯槽堤の平行性を診査します．

図4・33をみると，上下顎の顎間距離は，小臼歯部が大臼歯部より大きくなっています．このことから正常より高い咬合高径で義歯が作製されていることがわかります．

●中心咬合位の咬合高径の臨床的根拠

有歯顎時代の中心咬合位の咬合高径は，図4・34に示すように上下顎の歯槽堤，とくに咀嚼において主役となる $\frac{6\,5\,|\,5\,6}{6\,5\,|\,5\,6}$ 部の上下顎の歯槽堤は，平行関係にあるということに基づいています．

しかし無歯顎になるまでに個々の歯の歯槽骨は，この患者さんのように，歯周疾患などでさまざまに吸収されている場合があります．そこで，図4・32に示したように犬歯相当部にラインを引きます．これより後方の顎堤において過度な吸収部があっても，平均して吸収されたらどのような顎堤になっているかを想定して，平均的な歯槽頂のラインを想定して診査します．

もし図4・33に示すように小臼歯部の顎間距離が大きい場合には，咬合高径が高いことを意味します．一方，図4・35に示すように後方に行くほど顎間距離が大きくなる場合は，咬合高径が低すぎるのです．

図4・32

図4・33

図4・34

図4・35

顎位診断器の原理と診断的意義

b　咬合平面と上下顎歯槽堤が平行であるか否か

この診査は，図4・36 に示すように，まず上顎義歯を歯槽堤に戻します．そして上顎義歯の咬合平面と下顎歯槽堤の関係を診査します．図の状態では，咬合平面と下顎歯槽堤は，ほぼ平行な関係にあることがわかります．

次に図4・37 に示すように下顎義歯を歯槽堤に戻し，上顎歯槽堤と咬合平面の関係をみます．図の写真から，上顎歯槽堤と咬合平面は，平行でないことがわかります．

●咬合平面と歯槽堤の平行性と痛み発生の臨床的根拠

この患者さんの義歯は，咬合平面と下顎歯槽堤は平行でしたが，上顎歯槽堤が平行でないと診査されました．このような場合，食品を破砕するときに義歯にはたらく咬合力を，図4・38 を用いて説明します．

食品を破砕するときの咬合力は，咬合平面から垂直に発生します．この咬合ベクトルは，下顎歯槽堤には垂直に加わります．なぜなら咬合平面と下顎歯槽堤は平行だからです．この咬合力の加わり方では，下顎義歯に痛みの発生はありません．ところが上顎の歯槽堤と咬合平面は平行ではなく，ある角度を有しています．上顎義歯に咬合力が加わると，義歯には図の赤矢印の方向に動かそうとする力が発生します．この力によって上顎義歯が粘膜上を滑ると，咬合している下顎義歯が引きずられて動くことになります．したがって下顎義歯に痛みが発生するのです．

この患者さんの痛みの原因について，顎位診断器による診断結果をまとめると，次のようになります．

1．咬合高径が高すぎる．
2．上顎歯槽堤と咬合平面が平行でない．
3．咬合平面のレベルがレトロモラーパッドより高い位置にある．

これを模式図で表記すると，図4・39 のようになります．

この患者さんの顎位診断による結果から，疼痛の原因の1つが，咬合高径が高すぎることでした．咬合高径が高いということは，先にも説明したように，安静空隙の欠如から咀嚼や会話に支障をきたすこと，咬合平面と歯槽堤の平行性の欠如から義歯の安定を欠くこと，そして常に咀嚼筋が牽引されていることになります．これらのことを解消しないかぎり痛みがつづくことになるのです．

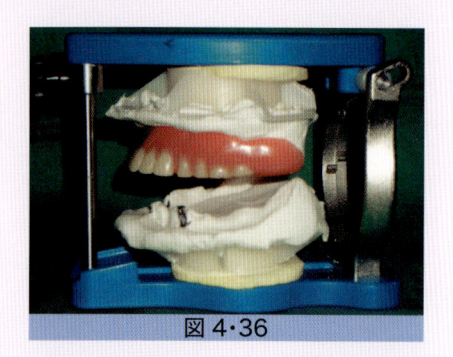

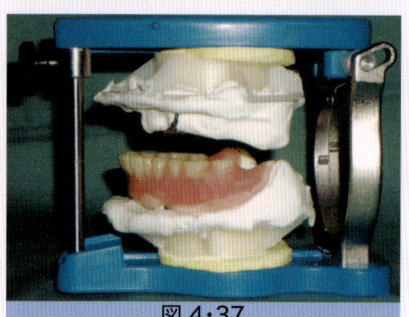

図4・36

図4・37

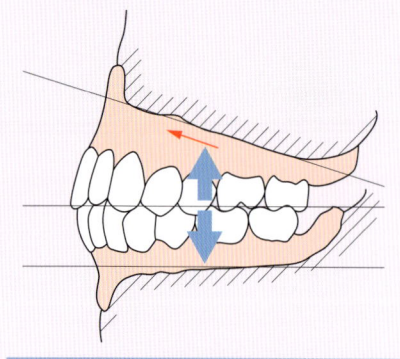

図4・38

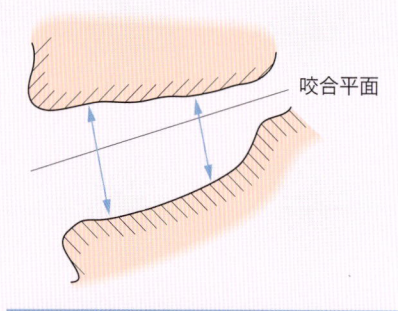

咬合平面

図4・39

4　全部床義歯安定の咬合理論

図 4・40

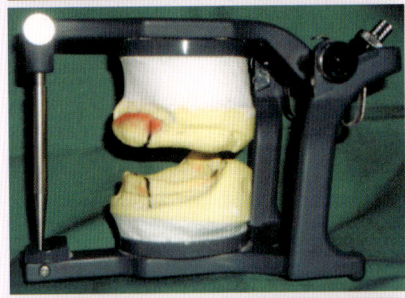

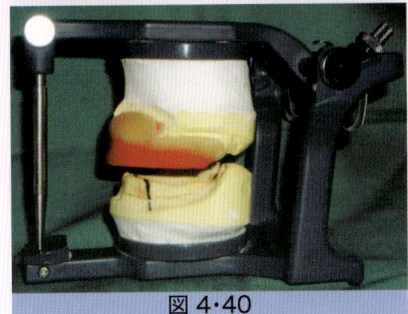

4 通常の義歯作製過程で行う顎位診断

　顎位診断器は完成された義歯の使用にあたって，疼痛が原因で咀嚼障害のみられる場合に用いられるものですが，この診断の原理を従来の義歯作製過程でも応用することができます．

　その顎位診断は，咬合床やワックス義歯の試適の段階で行うことがきます．

　図 4・40 に示すように，咬合床をはずして上下顎の歯槽堤の平行性から顎間距離の診査，また下顎咬合床のみをはずして咬合平面と下顎歯槽堤の平行関係を診査することができます．

　そこで不備が見出されれば，インサイザルピンで咬合高径を調節するか，チェックバイトを採取して，新しく人工歯排列をやり直すことができます．このことによって義歯完成後の無用な調整時間を省くことができます．

　顎位診断器は，全部床義歯の調整や作製の過程で，必ず必要とするものではありません．しかし全部床義歯でどのように調整しても痛みがとれない患者さんのなかに，このような診断法によって原因が究明されて救済できることがあるのです．

D 咬合採得印象法の技術と臨床的根拠

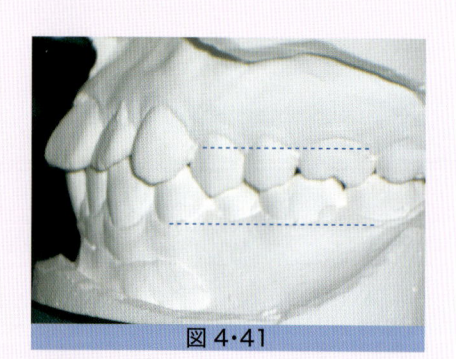

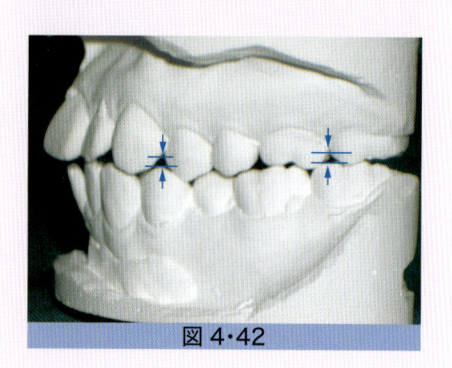

咬合採得とは，中心咬合位の顎位を垂直的・水平的に中心位の顎位と一致するように，上下顎の咬合床に位置づけることです．

垂直的顎位とは，患者さんの有歯顎時代に有していた上下顎の顎間距離を求めることです．水平的顎位とは，上下顎歯の咬合した中心咬合位が，中心位と一致した顎位を得ることです．

しかしこれまでの咬合採得法では，それが正しく採得されたかどうかを検証することはできませんでした．そこで著者は，咬合採得で行う煩雑なワックス操作を排除し，失敗なく確実に行うための新しい方法を開発しました．それを**咬合採得印象法**と名づけています．

1 咬合採得印象法の臨床的意義

まず有歯顎者の上下顎歯槽堤の位置関係や，咬合平面と上下顎の歯槽堤は，どのような状態にあるのかを確認してみましょう．

図4・41 に示す患者さんの $\frac{6\,5\,|\,5\,6}{6\,5\,|\,5\,6}$ 部の咬合平面と上下顎の歯槽堤の関係をみて下さい．図に示したように，上下顎の歯槽頂を連ねた線は，平行関係にあることがわかります．

次に咬合平面は，上下顎の歯槽堤のちょうど中間に位置し，上下顎の歯槽堤と平行な関係にあります．

この中心咬合位の顎位から，咀嚼筋の緊張を解きリラックスさせると，上下顎の歯は図4・42 に示すように上下顎の歯はわずかに開き，空隙ができます．その空隙が安静空隙となります．またその下顎の顎位が下顎安静位であることは衆知の事実です．

従来の咬合採得法とは，この逆の過程をたどって中心咬合位の咬合高径を求めようとしているのです．

しかしこの方法の問題点は，中心位と中心咬合位の臨床的意義でも述べたように，下顎安静位という不確かな顎位から出発していること，また安静空隙分として 2～4 mm のワックスを削除することなど，非常に曖昧な計測なのです．

そこでここに紹介する咬合採得印象法とは，上記したような不確かな顎位の再現や，煩雑なワックス操作を除き，中心咬合位の顎位を直接咬合器上で再現させようというものです．

図4・41

図4・42

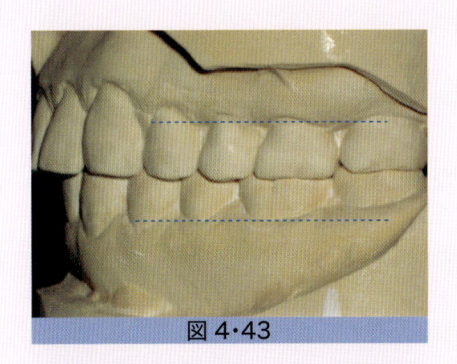

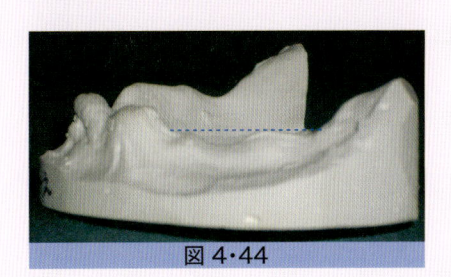

2 咬合採得印象法の臨床的根拠

　咬合採得で求める顎位とは，先にも述べたように，中心咬合位の垂直的顎位と水平的顎位です．そこでその顎位を模型を用いて説明します．

●中心咬合位の垂直的顎位の臨床的根拠

　中心咬合位の垂直的顎位とは，上下顎の顎間距離にあります．図4・43の模型で示すと，上下顎の歯槽堤の顎間距離になります．模型では全歯がそろっていますが，もしこの患者さんの歯がすべて喪失し，臼歯部の歯槽骨が同じように吸収を受けたとしたら，無歯顎になっても上下顎の顎堤は，やはり平行関係を呈するのではないでしょうか．

　ここで浮かぶのは，各臼歯で骨吸収に差があったら，上下顎の顎堤の平行性をどのように考えたらよいか，という疑問です．

　この疑問には，これまでも説明しました．

　図4・44に示すように，顎堤に部分的な吸収差があった場合に，片顎臼歯部の顎堤で，最も吸収されていない骨縁のレベルを基準として選びます．そしてその基準レベルより吸収している骨部が，基準とした部位と同じような吸収だったと仮定して，歯槽堤の平均的なラインを求めます．

　このような歯槽堤のラインを上下顎の顎堤について求め，上下顎のラインが平行になる顎間距離を設定すると，中心咬合位の垂直的顎位となります．

●中心咬合位の水平的顎位の臨床的根拠

　中心咬合位の水平的顎位とは，一般的には上顎歯槽堤に対して下顎歯槽堤の水平的な位置関係といわれています．

　しかし，そうではありません．

　中心咬合位の水平的顎位とは，顎関節における中心位の顎位と一致していることです．中心位と中心咬合位の関係でも述べたように，口腔での中心咬合位の顎位とは，顎関節からすると中心位の顎位の1つです．そして中心咬合位の顎位には，中心位の顎位と一致する場合と，中心位の顎位からずれる場合とがあります．臨床的には中心咬合位と中心位の顎位が一致していることが大切です．水平的顎位を得るとは，この一致した顎位を求めることをいっているのです．

　水平的顎位の決まった下顎の顎堤は，上顎の顎堤とのあいだに垂直的顎位としての顎間距離を有することになります．これが中心咬合位の垂直的水平的顎位になります．

　では次に，どのような手法で中心咬合位の顎位を直接求めるのか，その具体的な方法が咬合採得印象法です．次にその方法について解説します．

図4・43

図4・44

図4・45

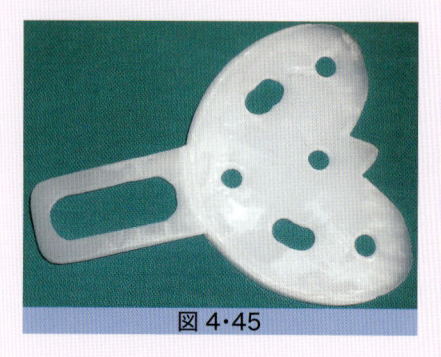

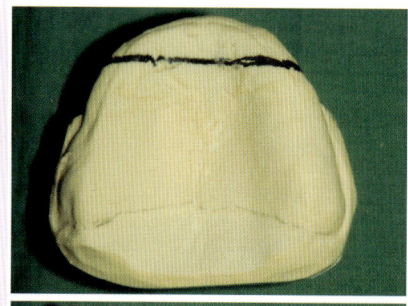

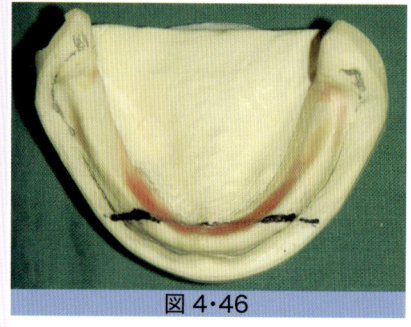

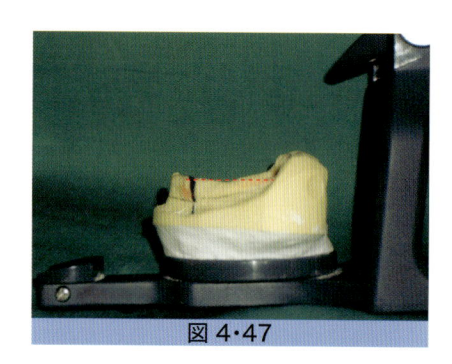

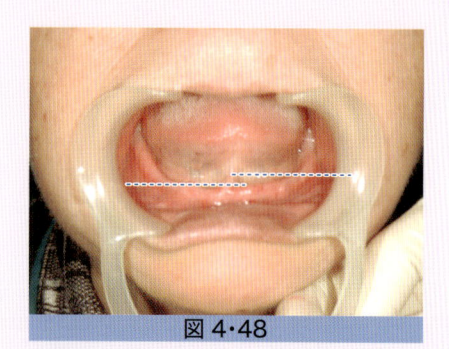

図4・46

図4・47

図4・48

図4・49

図4・50

3 咬合採得印象の手技

咬合採得印象法に用いるトレーを図4・45に示します．このトレーを著者は**咬合採得トレー**とよんでいます．

次に咬合採得印象法の手順を説明します．

●事前の準備

1．上下顎の印象から，義歯作製のための石膏模型を用意します．

2．上下顎の石膏模型に，図4・46に示すように犬歯排列位置にラインを入れます．

3．顆路傾斜角度（20～30度いずれでも可）のある咬合器を用意します．

4．この咬合器に下顎模型のみをマウントします．

このときマウントの仕方に注意して下さい．

まず側面からみて，下顎模型の臼歯部歯槽堤を下顎フレームに平行にしてマウントします．具体的にいうと，$\overline{7-4|4-7}$の歯槽堤のラインを想定します．とくに$\overline{6\,5|5\,6}$相当部のラインが，図4・47に示すように下顎フレームに平行になるようにします．

次に図4・48に示すように，患者さんの顎堤を正面からみて，下顎顎堤の最深部の左右レベルを確認しておきます．そして模型のマウントに際しては図4・49に示すように左右のレベルを口腔のレベルに合うようにします．もし左右の顎堤のレベルに違いがあり，口腔内での確認を忘れた場合には，図4・50に示すように，左右のレトロモラーパッドのレベルを水平

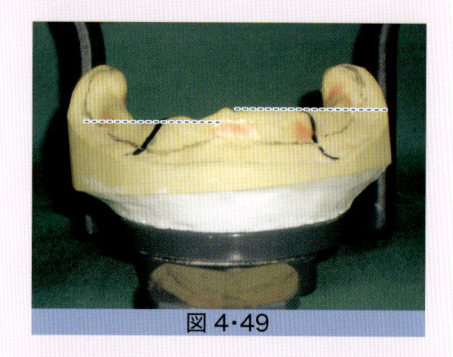

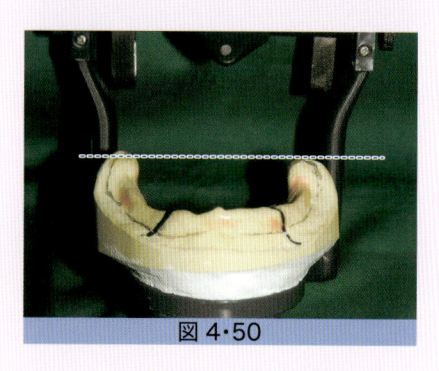

102　4 全部床義歯安定の咬合理論

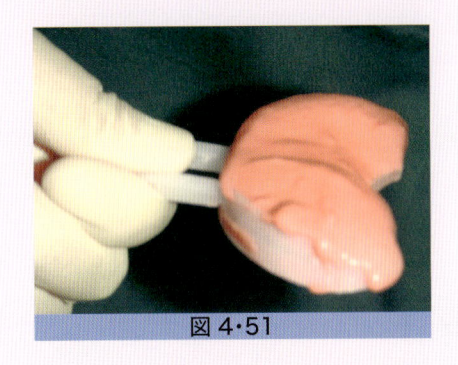

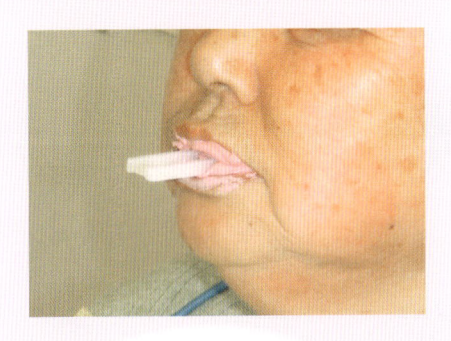

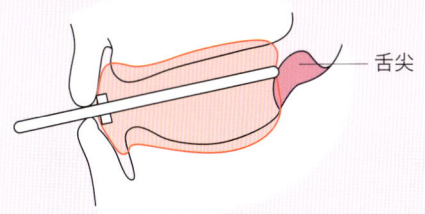

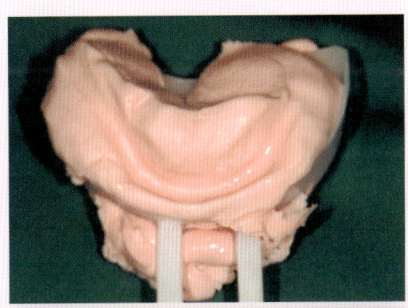

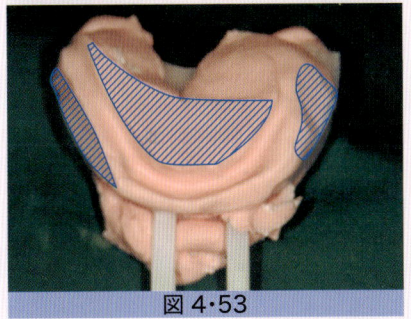

にして，下顎模型をマウントします．したがって下顎模型のマウントに際しては，前後レベルは顎堤と下顎フレームが平行になるように，左右レベルの顎堤の高さは，口腔を再現するようにマウントします．

ここまでを事前に準備してから咬合採得印象に入ります．

● 咬合採得印象

1．患者さんが中心位の顎位を自覚するまで，中心位への誘導を繰り返します．

2．図4・51に示すように，トレーの両面にアルギン酸印象材を盛ります．

3．トレーを口腔内に挿入し噛み込ませて，上下顎の歯槽頂部を同時印象します．

印象で大事なことは，次の4点です．

・図4・52に示すように，舌先をトレー後縁の突起部に触れながら閉口させること．
・多少閉口位になるように，少し噛み込んだ顎位とすること．
・トレーの底面に顎堤が触れるまで閉口させないで，中間に位置させること．
・上下の口唇が触れる状態で，印象材の硬化を待つこと．

4．印象材が硬化したら取り出します．

図4・53は取り出した咬合採得印象面です．この印象中の顎位は多少閉口位ながら，下顎の顎堤は中心位と一致した顎位になっています．

● 咬合採得印象の模型への適合と上顎模型のマウンティング

咬合採得印象が上下顎模型に適合することを確認したあと，上顎模型のマウントを行います．その手順を次に示します．

1．印象面の歯肉頬移行余剰部が，模型への適合性を悪くしています．そこで図4・53に示すように，余剰部をカッターで除去します．そして上下顎模型が印象面としっかり適合することを確かめます．

また噛み込みすぎて顎堤がトレーに触れている場合は，トレーのレジン部が露出しています．この時はレジンバーでトレーのレジンを削除して上下顎の顎堤がアルギン酸印象材のみと接するようにします．

図4・51

図4・52 舌尖

図4・53

咬合採得印象法の技術と臨床的根拠　103

図 4・54

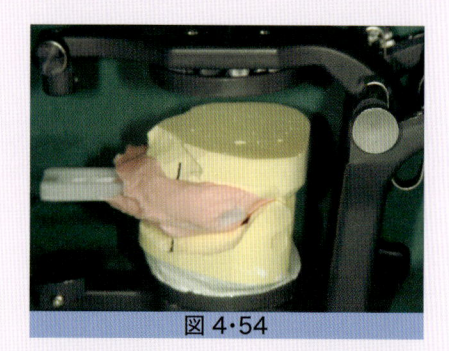

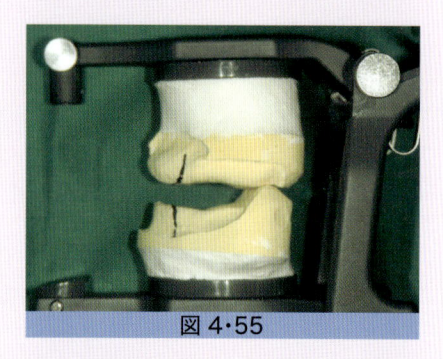

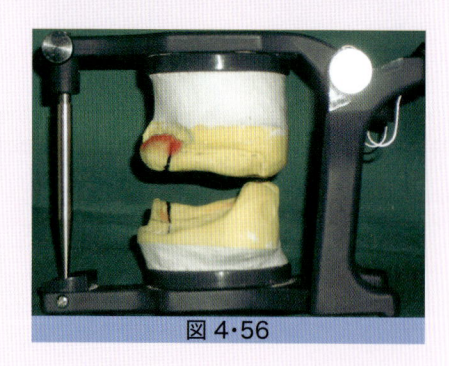

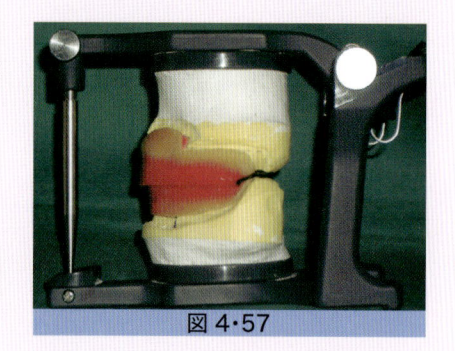

図 4・55

図 4・56

図 4・57

2．咬合器にマウントされている下顎模型に印象面を合わせ，さらに図4・54 に示すように上顎模型を適合させます．

そして上顎模型を咬合器にマウントします．

このとき上顎フレームの傾きは，トレーの把柄とほぼ平行になるようにします．しかしこの平行性は絶対的なものではありません．大事なことは，上下顎模型が咬合採得印象面としっかり適合して，マウントされていることです．

3．石膏が硬化したら，印象材を外します．

図 4・55 に上下顎模型を咬合器にマウントし，咬合採得印象を外した状態を示します．咬合器の上顎フレームは前方傾斜しています．

● 咬合器上で中心咬合位の決定

咬合採得印象法で最も大切な中心咬合位を決定します．

方法は，インサイザルピンを挙上して，図 4・56 に示すように上下顎の臼歯部顎堤が平行になる状態に固定します．

この操作は，事前に下顎臼歯顎堤のレベルが水平に下顎フレームにマウントされているので，上顎臼歯顎堤が水平になるように，インサイザルピンを調節すればよいことになります．

この方法で求めた上下顎の顎位は，中心位と一致した中心咬合位の垂直的水平的な顎位になっています．なぜなら咬合採得印象中の顎位は，多少閉口位であることから下顎頭は後方気味ですが，人為的な最後退位ではありません．したがって中心位に限りなく近い顎位にあるといえます．この顎位から咬合器上で蝶番運動の範囲内での咬合挙上は，中心位と中心咬合位の一致した顎位にあるのです．

● 咬合床の作製

これまでの操作で，咬合器上で中心咬合位の垂直的水平的顎位が決定しています．次に，咬合床の作製に入ります．

咬合床の作製で咬合平面は，上下顎歯槽堤の中間で，上下顎の歯槽堤に平行になるように作製します．また最後臼歯部の咬合平面のレベルは，レトロモラーパッドを参考にして決定します．

ここまでが咬合採得印象法になります．これ以降は通常の義歯作製過程と同じです．

4 咬合採得 ―正しい中心咬合位の確認―

出来上がった咬合床を患者さんに装着して，咬合採得を行います．

a 咬合採得印象が正しく採取された場合

図 4・57 に技工所から届いた咬合床を示します．この咬合床は，前工程の咬合採得印象によって咬合器にマウントされた上下顎模型から作製され

図4・58

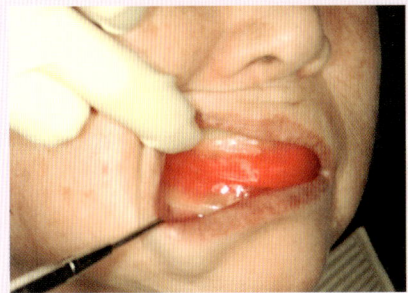

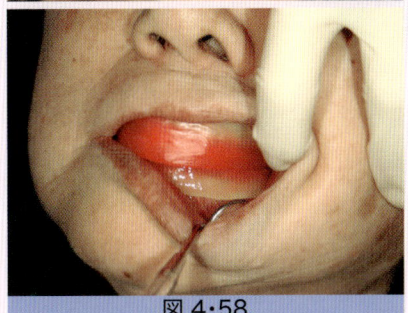

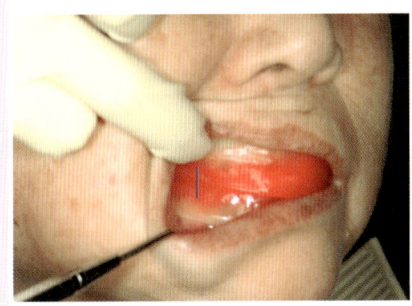

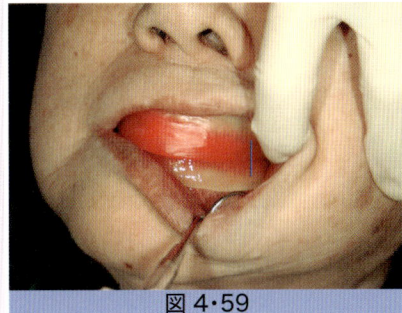

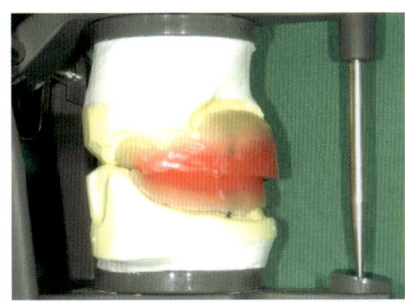

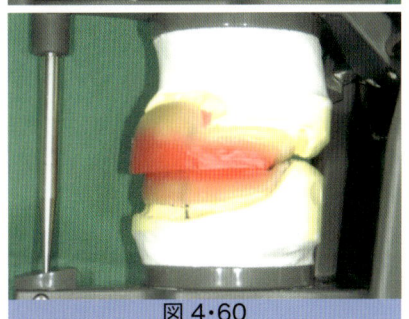

図4・59

図4・60

たものです．この咬合床が正しい中心咬合位の顎位になっているか否かは，咬合床を試適したときの咬合状態からただちに判断することができます．

図4・58に口腔内に試適して咬合させた状態を示します．正しく咬合採得印象が行われた場合には，図のように上下顎の咬合堤が無調整でピッタリと一致しています．

次に咬合させた状態で，図4・59に示すように左右の上下顎咬合堤にエバンスなどで縦に刻み線を入れます．そして咬合床を口腔から外して咬合器に戻し，咬合器上で咬合堤の刻み線の位置が一致しているか否かを確認します．

正しく咬合採得印象が行われていれば，図4・60に示すように咬合器上でも刻み線が一致していることが確認できます．

5 咬合採得印象の失敗への対処

a 咬合採得印象時に下顎前方位で印象された場合

咬合採得印象時に前方噛みで採取され，そこから作製された咬合堤を試適したときは，どんな状態がみられるのでしょうか．

図4・61に印象に失敗した状態で作製された咬合床の咬合状態を示します．咬合状態は，前方が接触して左右側の後方がともに接触しない状態で確認されます．この状態は，患者さんが咬合採得印象時に，下顎前方位で印象採得されたためです．また咬合採得印象面と模型との密着不良でも起こります．しかし咬合採得印象法では，咬合採得時の失敗を事前に見抜く

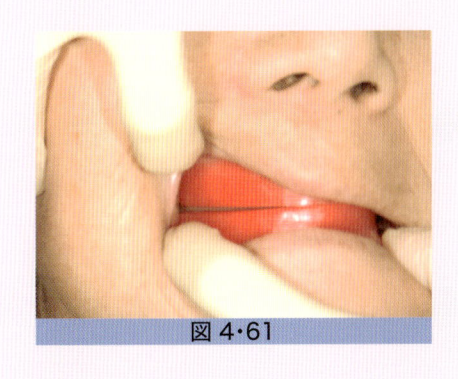

図4・61

咬合採得印象法の技術と臨床的根拠　　105

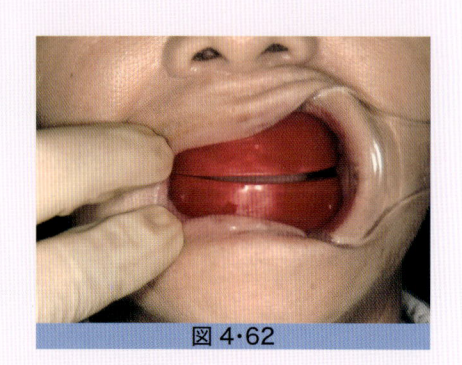

ことができます.

　このような場合は，再度，印象をやり直す必要はありません．臼歯後方部にくさび状のワックスを嚙ませるか，前歯部の咬合堤を削除して咬合採得を完了させます．すると咬合堤のワックスを修正した咬合床は，咬合器には適合しなくなっています．そこで上顎模型を咬合器からはずして修正した咬合床に合わせて再マウントします．そして次の人工歯排列の過程に進みます．

b　咬合採得印象で，左右に水平的にずれて印象された場合

　それは図4・62に示すように，咬合床の試適時に，左右の臼歯部咬合堤のいずれかが接触し，他方が接触しない状態で確認できます．

　なぜこのような誤差が入るかというと，患者さんが中心位の顎位を理解していないことに原因しています．咬合採得印象時に，顎が左右いずれかに変移して印象されたためです．

　患者さん本人は，正しく口を閉じて印象しているようでも，中心位の顎位の理解がないと微妙に顎は左右に変移しています．また深く噛み込みすぎて臼歯部の顎堤がトレーに触れて印象された場合にも，このような現象がみられます．しかし咬合採得印象をやり直す必要はありません．図4・62の患者さんの場合，右側の下顎咬合堤が高いことがわかります．そこで左側の咬合堤のワックスを削除して左右の咬合堤が適合するようにします．この操作は通常の咬合採得と同じように行います．そして次の人工歯排列の過程に進みます．

●咬合採得印象法の特徴

　ここに紹介した咬合採得印象法の特徴を次にあげます．

　特徴-1　ワックス操作をできるだけ省いて，中心咬合位の顎位を直接求めることができる．

　特徴-2　中心咬合位が，中心位と垂直的・水平的に一致した顎位を得ることができる．

　特徴-3　採得された顎位が，正しい顎位であるか否かを検証できる．

　特徴-4　中心咬合位の顎位が中心位からずれていることが判明しても，その場で正しい顎位に修正できる．

　この方法を用いることによって，咬合採得のチェアータイムはきわめて短くなり，煩雑なワックス操作がほとんどなくなり，しかも確実に咬合採得を行うことができます．

図4・62

エピローグ

全部床義歯を制する者は歯科を制す

著者が大学を卒業した昭和40年代は，朝の暗いうちに歯科医院に出かけて名前を記帳しないと治療してもらえないなど，歯科医療の供給が極端に不足していた時代でした．このことは国会でも取り上げられ，当時の文部省は歯科大学や歯学部の新増設の認可に踏み切りました．その結果，今度は医療の供給過剰時代が到来したのです．

治療の鍵を握るのは咬合

今日では，歯科医院の数はコンビニエンスストアよりも多いといわれます．医院経営を維持するためには，慣れないインプラントや矯正治療に眼が向くのは仕方のないことかもしれません．しかしその結果はどうでしょうか．近未来像は，アメリカの歯科医療における訴訟の実情から想像することができます．ではなぜ訴訟になるのでしょうか．それは装着された新しい補綴物で咀嚼が満足にできない，すなわち咀嚼の満足感が得られないからです．そして数年のうちに再治療をしなければならないトラブルに見舞われるからです．その原因はなんでしょうか．それは咬合に問題があるのです．

どんな顎堤の全部床義歯でも安定して咀嚼ができる

全部床義歯で安定して咀嚼ができる，それは最後に咬合が決め手になります．義歯は苦手という歯科医師を耳にします．しかしその歯科医師が治療する1本の歯の咬合は完全なのでしょうか．1本の陶材焼付け冠の咬合と全部床義歯の咬合は，どこが違うのでしょうか．同じ理論，同じ咬合調整で咬合の安定をはかるしかないのです．

義歯を安定させるには，本書でも述べたように，印象から始まるいくつもの過程があります．しかし究極の問題は咬合に尽きるのです．

義歯が苦手ということは，咬合がわかっていないことを暴露しているようなものです．どんな顎堤の全部床義歯でも安定して咀嚼ができるようにする，そのための咬合の知識と技術をもっていることは，すべての歯科治療に通じるのです．「全部床義歯を制する者は歯科を制する」といっても過言ではありません．本書が先生方の義歯作製の一助になれば，著者としてこれに優る喜びはありません．

咬合採得トレーと顎位診断器のご案内

■咬合採得トレー

本書を購入された方に，咬合採得トレーをお送りいたします．
巻末綴込に必要事項をご記入のうえ，FAX または e メールにて学建書院までお申し込みください（無料）．

≪咬合採得トレー≫
一般医療機器　一般的名称：歯科印象採得用トレー
製造販売届出番号：27B3X00166000009
【製造販売業者及び製造業者等の氏名又は名称及び住所等】
製造販売元：和田精密歯研 株式会社
住　　　所：〒533-0031　大阪市東淀川区西淡路 5 丁目 7 番 16 号
※なお追加で咬合採得トレーの購入を希望される場合は，
　下記までお申し込みください．
【ご注文・お問い合わせ】
和田精密歯研 株式会社　営業企画部
住　　　所：〒532-0002　大阪市淀川区東三国 1 丁目 12 番 15 号
　　　　　　辻本ビル 6 階
TEL：06-4807-6700　　FAX：06-4807-6788
販売予定価格：3 個セット（税・送料別 3,800 円）

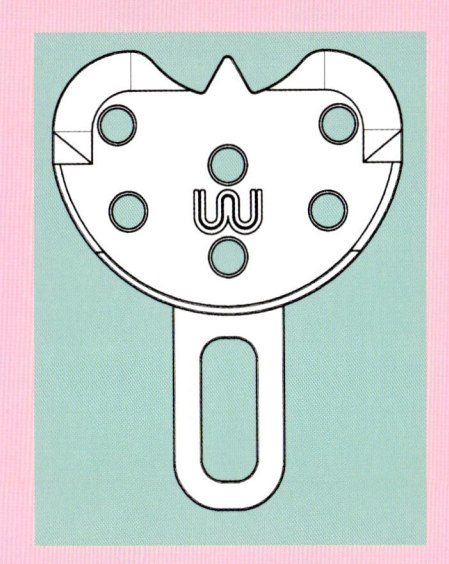

■顎位診断器

本文中で紹介しました顎位診断器の詳細な作製方法を記載した仕様書を，咬合採得トレー送付時に同封いたします．その仕様書に従えば，簡単に作ることができます．

≪顎位診断器お問い合わせ≫
株式会社 学建書院
〒113-0033　東京都文京区本郷 2-13-13
TEL：03-3816-3888　　FAX：03-3814-6679
e メール：tray@gakkenshoin.co.jp

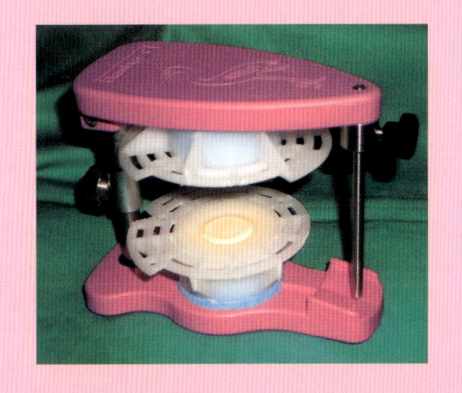

著者紹介

丹羽克味
にわかつみ

1965 年	東京歯科大学卒業
1969 年	東京歯科大学大学院修了
1971 年	東京歯科大学助教授
1974 年	明海大学歯学部助教授
1988 年	奥羽大学歯学部教授
1996 年	フジ写真フィルム東京本社保健センター歯科医長
1999 年	東京都にて開業
2005 年	亀田総合病院歯科センター臨床部顧問
2007 年	明海大学歯学部非常勤講師

全部床義歯の痛み —原因の解明と対策—

2011 年 12 月 1 日　第 1 版第 1 刷発行

著　者　丹羽　克味
発行者　木村　勝子
発行所　株式会社 学建書院
〒113-0033　東京都文京区本郷 2-13-13　本郷七番館 1F
TEL（03）3816-3888
FAX（03）3814-6679
http://www.gakkenshoin.co.jp
印刷製本　三報社印刷㈱

ⓒKatsumi Niwa, 2011［検印廃止］

JCOPY 〈㈳出版者著作権管理機構 委託出版物〉
本書の無断複写は著作権法上での例外を除き禁じられています．複写される場合は，そのつど事前に，㈳出版者著作権管理機構（電話 03-3513-6969，FAX 03-3513-6979）の許諾を得てください．

ISBN978-4-7624-0678-2

正しい咬合と顎位，その臨床的基準とは

咀嚼・咬合論

著 明海大学歯学部非常勤講師 **丹羽克味** / 宮崎市開業 **田島基紀**

AB判 / 2色刷 / 223頁 / 定価8,400円（本体8,000円＋税） ISBN978-4-7624-0667-6

単純・明解咬合論

- ◆「正しい咬合とは，臨床で真に必要な顎位とはなにか」，あらゆる症例に適用できる咀嚼運動理論（咬合理論）がはたして存在するのか長年悩んできた著者が，ようやく１つの結論に到達．
- ◆歯ぎしりや顎関節症の治療に関する咬合も，インプラントや小さなインレーの咬合も，まったく同じ理論で治療が可能です．
- ◆正しい咬合理論を臨床に適用してこそ，患者さんが満足できる治療につながります．

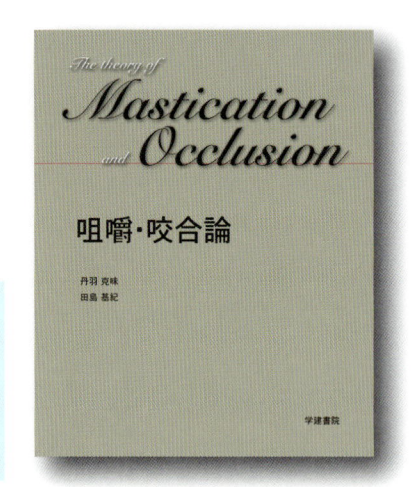

Contents

Prologue すべての症例に適用できる理論の確立を

基礎編 咬合の確立と構成
- Part1 咬合面は変化する
- Part2 咬合面は，なぜ存在するのか
- Part3 咬合面の害
- Part4 咬耗の功害
- Part5 咬合性外傷の存在とは
- Part6 咬合平面の形
- Part7 隣接歯の関係
- Part8 顎関節の機能
- Part9 中心位と中心咬合位
- Part10 中心位への誘導

理論編 新しい咀嚼運動理論
- Part11 顎の動きは咬合面で決まる
- Part12 リンガライズドオクルージョン
- Part13 理想的なかみ合わせ
- Part14 正常なかみ合わせの要件
- Part15 かみ合わせの確立と安定
- Part16 咀嚼とは
- Part17 新しい咀嚼運動論

実践編 新理論からみた臨床
- Part18 歯科治療のもたらすもの
- Part19 かみ合わせの診断と治療
- Part20 かみ合わせの調整
- Part21 咬合器の役割
- Part22 ブラキシズムの治療
- Part23 顎関節症の治療

Epilogue 真の理論とは，すべての症例に適用できる理論

長期にわたり安定した咬合が得られる理論と実践

入門 咀嚼と咬合

著 明海大学歯学部非常勤講師 **丹羽克味**

A5変型判 / 2色刷 / 157頁 / 定価3,990円（本体3,800円＋税） ISBN978-4-7624-0670-6

ベクトル咬合論改訂新版

- ◆日常診療における疑問，試行錯誤に明快に答えます！
- ◆歯科医師，技工士・衛生士のパラメディカル全員が同じ知識をもつために．

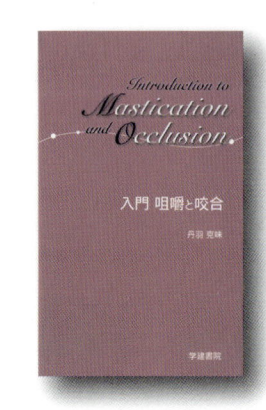

Contents

- プロローグ
- 1 歯の咬合面は経年的に変化する
- 2 咬合面形態はなぜ存在するのか
- 3 咬合面形態のもつ害作用とその回避
- 4 咬合性外傷の臨床像
- 5 咬合平面の形状とその意味
- 6 隣在歯の関係
- 7 顎関節の形態とその機能
- 8 咀嚼とは
- 9 咀嚼時の歯の動き（顎運動）は咬合面で決定される
- 10 リンガライズドオクルージョン
- 11 中心位と中心咬合位
- 12 中心位への誘導
- 13 咀嚼運動とは
- 14 理想的な咬合関係とは
- 15 咬合調整はどのように行うか
- 16 正常咬合の臨床的基準
- エピローグ

咀嚼と咬合セミナー開催中　実際の臨床で即応用できる，咬合調整のノウハウを丁寧にお教えします．
詳細はWEBで ▶ http://www.gakkenshoin.co.jp

咬合採得トレー送付のご案内

　このたびは,「全部床義歯の痛み―原因の解明と対策―」をお買い求めいただき,ありがとうございました.

　全部床義歯製作時の咬合採得印象に用いる**オリジナル咬合採得トレー**をお送りします.

　医療機器は本の付録として付けることができないため,お手数ですが,本綴込用紙に送付先をご記入いただき,FAXまたはeメールにて送信してください.

　eメールの場合は,本綴込内のアクセスナンバーと送付先をお知らせください.アクセスナンバーの記載のないものは,無効となりますので,ご注意ください.

　折り返し,咬合採得トレーを送らせていただきます.

〒113-0033　東京都文京区本郷2-13-13　本郷七番館1F

学建書院